中国居民

用药安全指导

（科普版）

主编 柯 俊

中国健康传媒集团

中国医药科技出版社

内 容 提 要

这是一本写给老百姓的家庭安全用药指导，包括药品的基本知识、常见的用药误区、常见疾病合理用药须知三部分。全书以科学严谨的知识、深入浅出的表述、图文并茂的形式，对老百姓生活中普遍关心的用药安全问题予以科学详尽的解答。例如如何正确认识处方药和非处方药、如何选购和贮存药品、如何读懂药品说明书、常见的用药误区有哪些、常见病应该如何合理用药等诸多问题，在本书您都能找到答案。

全书集科学性、可读性、指导性、实用性于一体，既适合普通居民阅读，也可供药品监管部门、医疗机构、健康教育机构作为安全用药宣传资料发放和使用。

图书在版编目（CIP）数据

中国居民用药安全指导：科普版/柯俊主编 . — 北京：中国医药科技出版社，2020.7

ISBN 978-7-5214-1804-0

Ⅰ . ①中… Ⅱ . ①柯… Ⅲ . ①用药法－基本知识 Ⅳ . ① R452

中国版本图书馆 CIP 数据核字（2020）第 079392 号

美术编辑 陈君杞
版式设计 锋尚设计

出版	**中国健康传媒集团**｜中国医药科技出版社
地址	北京市海淀区文慧园北路甲 22 号
邮编	100082
电话	发行：010-62227427　邮购：010-62236938
网址	www.cmstp.com
规格	880×1230mm　$^1/_{32}$
印张	7$^7/_8$
字数	118 千字
版次	2020 年 7 月第 1 版
印次	2022 年 1 月第 6 次印刷
印刷	三河市万龙印装有限公司
经销	全国各地新华书店
书号	ISBN 978-7-5214-1804-0
定价	29.00 元

获取新书信息、投稿、为图书纠错，请扫码联系我们。

把成人的药给儿童服用、不小心服错了药物剂量、一感冒发烧就吃抗生素……生活中，你是否遇到过类似的用药问题？

俗话说："人吃五谷杂粮，怎么能不生病？"生病就要用药。而药品是把"双刃剑"。用对了，是治病救人的利器；用得不合理，会致病甚至致命。在实际生活中，用药不规范的现象普遍存在。因此，增强全民安全用药意识，推广普及药品安全知识，减少药物性损害事件的发生，对保障用药安全具有积极意义。

药品安全关系人民群众身体健康和生命安全，关系社会和谐稳定。党和国家领导人历来重视药品工作，多次作出重要批示指示，要求用"四个最严"对药品生产、流通、使用等各环节加强监管，坚决杜绝各类药品质量安全事件，包括监管部门、药品企业、医疗机构在内的各方在各个环节共同维护药品安全。而作为公众，是药品的使用者，更是自己健康的第一责任人。每个人都有必要提高健康素养和安全用药技能，支持和参与药品安全工作，了解和理解药品用法、不良反应、适应症等药品信息，树立安全用药理念，掌握规范用药知识，培养科学用药习惯，切实保障自己和家人的健康。

为满足广大居民对用药安全知识的需求，《中国居民用药安全指导（科普版）》应运而生。它适应药品监管部门职能和政策法规的改变，依据《药品管理法》等新的法律法规修订相关内容精神，更新内容及数据，丰富和突出常见用药误区、常见病合理用药等实用性较强的内容；优化版式，统一排序和体例，更加突出了本书的科学性、实用性和指导性，同时，更注重内容的可读性，在内容和形式上更加贴近读者的阅读习惯。

作为一本写给老百姓的家庭安全用药指导，本书从药品的基本知识、常见的用药误区、常见疾病合理用药须知三个方面，以科学严谨的知识、深入浅出的表述、图文并茂的形式，对老百姓生活中普遍关心的用药安全问题予以详尽解答，希望能为居民提高安全用药素养注入新的动力。

本书集科学性、可读性、指导性、实用性于一体，既适合普通居民阅读，也可供药品监管部门、医疗机构、健康教育机构作为安全用药宣传资料发放和使用。

编者

2020年3月

目录

第一章
药品的基本知识

第二章

常见的用药误区

第三章
常见疾病合理用药须知

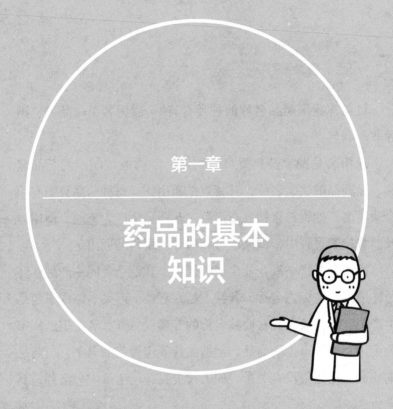

第一章

药品的基本
知识

1 药品名称知多少

药品有哪些名称

目前，我国药品名称的种类有3种：通用名、商品名、国际非专利名。

通用名是国家药典委员会按照一定的原则制定的药品名称，是药品的法定名称，其特点是通用性。每种药品只能有一个通用名，如青霉素钠、布洛芬。在药品生产、流通、使用以及监督检验过程中，国家推行和倡导使用药品通用名。

商品名是指一家企业生产的区别于其他企业同一产品、经过注册的法定标志名称，其特点是专有性。商品名体现了药品生产企业的形象及其对商品名称的专属权。商品名是生产厂家为突出、宣传自己的商品，创造品牌效应而起的名字，与药品的成分、作用等没有关系。如天津史克药厂生产的布洛芬，其

温馨提示

我国药品名称的种类有3种：通用名、商品名、国际非专利名。

商品名叫芬必得；美国礼来制药公司生产的头孢克洛，其商品名叫希刻劳。使用商品名须经国家主管部门批准。

国际非专利名是世界卫生组织（WHO）制定的药物的国际通用名。它是WHO与各国专业术语委员会协作，数次修订，为每一种在市场上按药品销售的活性物质所起的一个在世界范围内都可接受的唯一名称。例如青霉素的国际非专利名为Penicillin（盘尼西林），对乙酰氨基酚的国际非专利名为Paracetamol。

怎样辨别药品包装上的药品名称

药品包装上的通用名常显著标示，单字面积大于商品名的2倍；在横版标签上，通用名在上1/3范围内显著位置标出（竖版为右1/3范围内）；字体颜色使用黑色或者白色。

药品包装上的商品名一般与通用名分行书写，其单字面积小于通用名的1/2。

现在许多仿制药在广告宣传中使用的并不是药品商品名，而是注册商标。药品的注册商标，一般印刷在药品标签的边角，含文字的，其单字面积约为通用名的1/4。

《中华人民共和国药品管理法》

（全国人大第十三届十二会议于2019年8月26日修订通过，2019年8月26日公布，自2019年12月1日起施行。）

第二十九条　列入国家药品标准的药品名称为药品通用名称。已经作为药品通用名称的，该名称不得作为药品商标使用。

2　药品的准生证——批准文号

如何识别药品的批准文号

药品批准文号是国务院药品监督管理部门批准药品生产企业生产药品的文号，是药品生产合法性的重要标志。未取得药品批准文号的，生产企业不得生产药品。《中华人民共和国药品管理法》（以下简称《药品管理法》）明确规定：在中国境内上市的药品，应当经国务院药品监督管理部门批准，取得药品注册证书。

药品批准文号格式如下

境内生产药品	国药准字H（Z、S）+四位年号+四位顺序号，其中H代表化学药，Z代表中药，S代表生物制品
中国香港、澳门和台湾地区生产药品	国药准字H（Z、S）C+四位年号+四位顺序号，其中H代表化学药，Z代表中药，S代表生物制品
境外生产药品	国药准字H（Z、S）J+四位年号+四位顺序号，其中H代表化学药，Z代表中药，S代表生物制品

温馨提示

可登录到国家药品监督管理局网站（http://www. nmpa. gov.cn/）查询药品的批准文号真假。

3　具有法律效力的药品简历 ——药品说明书

为什么要看药品说明书

药品说明书是由药品生产单位提供，经国务院药品监督管理部门审核批准的用药指南，具有法律效力。药品生产单位对药品说明书的内容负有法律责任。新药审批后的说明书，不得自行修改。

药品说明书是提供药品重要信息的法定文件，也是医师、药师、护师和患者治疗用药时选用药品的主要依据；还是药品生产、供应部门向使用者宣传介绍药品主要特性，指导合理、安全用药和普及医药知识的主要媒介。

对于患者来说，药品说明书是正确使用药物的准绳。若在使用一种药品之前没有仔细地阅读药品说明书，就容易出现药物误用、剂量用错、药物不良反应的忽视及无视禁忌等情况，从而给用药者带来难以预测的损害。

药品说明书应当注明哪些内容

药品说明书应当注明以下内容：药品的通用名称、成分、规格、上市许可持有人及其地址、生产企业及其地址、批准文号、产品批号、生产日期、有效期、适应症或者功能主治、用法、用量、禁忌、不良反应和注意事项。药品说明书中的文字应当清晰，生产日期、有效期等事项应当显著标注，容易辨识。

麻醉药品、精神药品、医疗用毒性药品、放射性药品、外用药品和非处方药的说明书，应当印有规定的标志。

药品说明书上哪些信息必须要看

在一份药品说明书上，药品名称、成分、适应症、用法、用量、不良反应、禁忌、注意事项乃至贮藏方法与有效期等，这些与患者用药有关的重要信息，在用药前应认真阅读。

【成分】如果同时在吃多种药物，还是看看成分为好。核对一下几种药品之间主要成分有没有一样的，如果有就不要一起吃了。

【适应症】如果是自主选药，适应症是非常重要的。要仔细核对自己的症状和说明书描述的是不是一样。如果不能确定，最好求助专业人士。

【用法、用量】注意用药的剂量，有时需要自己换算。

【不良反应】药品说明书上的"不良反应"写得越多，在某种程度上说明药物越安全。了解药品的不良反应有利于用药后对异常情况的及时发现与处理。

【禁忌】凡属禁用的药品，一定要严格执行药品说明的规定，禁止特定人群使用。如吗啡能抑制呼吸中枢，支气管哮喘和肺心病患者应禁用，否则会对人体构成严重危害，甚至危及生命。忌用的药品则尽量避免使用，如氨基糖苷类抗生素对听神经和肾脏有一定毒性作用，故患耳鸣疾病及肾功能障碍者应忌用。

【注意事项】主要针对用药的安全和效果，如头孢类药物应用前，应详细询问患者的过敏史。还有针对服药的建议，如阿司匹林建议餐后服药。

【贮藏方法】一些药物对保存环境有特殊要求，如白蛋白、胰岛素需冷藏保存等。因此，这些药物在贮存、运输与携带时必须引起注意。

《中华人民共和国药品管理法》

（全国人大第十三届十二会议于2019年8月26日修订通过，2019年8月26日公布，自2019年12月1日起施行。）

第四十九条　药品包装应当按照规定印有或者贴有标签并附有说明书。

标签或者说明书应当注明药品的通用名称、成份、规格、上市许可持有人及其地址、生产企业及其地址、批准文号、产品批号、生产日期、有效期、适应症或者功能主治、用法、用量、禁忌、不良反应和注意事项。标签、说明书中的文字应当清晰，生产日期、有效期等事项应当显著标注，容易辨识。

麻醉药品、精神药品、医疗用毒性药品、放射性药品、外用药品和非处方药的标签、说明书，应当印有规定的标志。

4 药品也有寿命——有效期知识

药品有效期表达方法有哪些

　　有效期是指药品在规定的贮存条件下保证药物质量的期限。有效期是根据药品的稳定性不同，通过稳定性实验研究和留样观察而制订的。失效期是指药品在规定的贮存条件下，其质量到某年某月即可能达不到原定标准的要求。

国产上市药品有效期怎样表示

直接标明失效期	失效期：某年某月，是指该药在该年该月的1日起失效。如标有"失效期：2016年10月"的药，只能使用到2016年9月30日
直接标明有效期	按年月顺序，一般表达可用有效期至某年某月，或用数字，是指该药可用至有效期最末月的月底。如标有"有效期至2016年7月"的药，该药可用到2016年7月31日。或表达为"有效期至2016.07""有效期至2016/07""有效期至2016-07"等，年份用4位数表示，月份用2位数表示（1～9前加0）
标明有效期年数或月数	这种方式标出的药品有效期，可根据药品生产日期推算，一般规定生产日期即批号用6位数字表示，前两位表示年份，中间两位表示月份，末尾两位表示日期如标"批号150815，有效期2年的药，其有效期是到2017年8月15日

进口药品有效期怎样表示

进口药品常以Expiry date（截止日期）表示失效期，或以Use before（在……之前使用）表示有效期。各国药品有效期的标注不完全相同，有时难以辨别，为避免造成差错，应了解不同的写法，并注意识别。

美国	按月-日-年顺序排列，如9/10/2016或Sep.10th2016，即2016年9月10日
欧洲国家	按日-月-年顺序排列，如10/9/2016或10thSep.2016，即2016年9月10日
日本	按年-月-日排列，如2016-9-10，即2016年9月10日

在标明有效期的同时，一般还标有生产日期，因此可以按照生产日期来推算有效期限为多长。

值得注意的是，药品的有效期不是绝对的，而是有条件限制的，这就是药品的标签及说明书中所指明的贮存方法。如果贮存方法发生了改变，药品的有效期就只能作为参考，而不是一个确定的保质时间了。一旦药品从原包装内分出，如拆开盒子、打开瓶盖等开始使用时，则不再适合长期保存，且应及时使用。

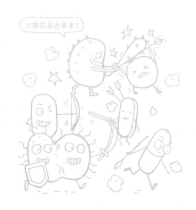

药品的有效期应以药品包装说明上标明的有效期限为准。

5　药品的外观——基本剂型

药品有哪些基本剂型

任何药物在供给临床使用前，为适应治疗或预防的需要而制成的药物应用形式，称为药物剂型，简称剂型。为了达到最佳的治疗效果，根据用药途径不同，同一种药物可加工成不同的剂型供临床使用。药物制成不同的剂型后，患者使用方便，易于接受，不仅药物用量准确，同时增加了药物的稳定性，有时还可减少毒副作用，也便于药物的贮存、运输和携带。到目前为止，药物剂型已有几十种之多，比较常用的也有二三十种。现选择最常用的几种介绍如下。

■　注射剂　包括无菌或灭菌的溶液、水针剂、油针剂及粉针剂等。注射剂药效迅速，剂量准确，作用可靠。注射剂直接进入人体，故安全系数比口服剂型小，不主张首推使用。

■　片剂　一般包括普通压制片、糖衣片、泡腾片、咀嚼片、多层片、植入片、缓释片、控释片等。片剂剂量准确，质量稳定，服用方便，而且成本低廉。对缓释片及控释片，服药时应将整片药吞下，一旦被嚼碎，就起不到特定的作用。

胶囊剂　可分为硬胶囊剂、软胶囊剂和肠溶胶囊剂等，一般供口服用。胶囊剂可掩盖药物不良气味，提高药物的稳定性，提高药物的生物利用度。因此，胶囊剂应整个服用，不可研磨服用。

口服液体剂型　包括溶液剂、糖浆剂、乳剂、混悬剂等。液体剂型的剂量容易掌握和调整，特别适用于婴幼儿和老年患者，而且药物分散度大，吸收迅速完全，奏效快，但液体剂型易霉变，不方便携带。

颗粒剂　又称冲剂。可分为可溶性颗粒剂、混悬型颗粒剂和泡腾型颗粒剂。颗粒剂是近年发展较快的一种剂型，特别受儿童欢迎。

软膏剂　包括油脂性基质软膏、乳剂基质软膏和水溶性基质软膏。主要用于皮肤、黏膜表面，具有抗皮肤感染、保护创面、润肤、隔绝空气、软化痂皮、刺激肉芽生长等作用。某些软膏剂中的药物经皮肤吸收后，亦可产生全身治疗作用，如硝酸甘油软膏。

栓剂　包括直肠用、阴道用、尿道用栓等。栓剂可起到较好的局部甚至全身药效作用，并且适宜于不能或不愿口服用药的患者，如昏迷者与幼儿。

气雾剂　气雾剂可在呼吸道、皮肤或其他腔道起局部或全身作用。作用迅速且剂量少，副作用小。

中药常用剂型　汤剂、散剂、丸剂、膏剂、栓剂、洗剂、丹剂等。

药品剂型不同，疗效相同吗

同一种药物，药品剂型不同，治疗效果也不同。

临床适应症不同 如硫酸镁注射液常用于妊娠高血压，治疗先兆子痫和子痫，也用于治疗早产；硫酸镁口服液常用于导泻。

药效作用快慢、强度不同 一般吸收程度依次为：注射剂＞液体剂型＞散剂＞颗粒剂＞胶囊剂＞片剂。如甲硝唑注射液静脉给药后20分钟达峰值，起效迅速；甲硝唑片口服后1~2小时血药浓度达高峰，吸收相对较慢。

服药时间间隔不同 如硝苯地平缓释片和硝苯地平片，硝苯地平片一日3次口服，而硝苯地平缓释片（尼福达）一日2次口服。

不良反应不同 如吲哚美辛片口服不良反应较多，特别是胃肠道反应，而吲哚美辛栓就可以避免药物直接作用于胃黏膜引起的一系列胃肠道反应。

此外，药品剂型相同，但规格不同，临床适应症也会不同。如肠溶阿司匹林片0.3克/片，主要用于解热、镇痛、抗风湿作用，而0.025克/片则主要用于抑制血小板聚集，降低血小板黏附率，阻止血栓形成。

6 常用西药的分类

相对于祖国传统中药而言，西药是指以现代科学术语表示药物的性能与功效，并按西医理论体系来使用的药物。包括：有机化学药品，如阿司匹林；无机化学药品，如碳酸氢钠片；生物制品，如白蛋白等。

按照药理学分类，常用西药包括如下类型。

抗感染类药物

◎抗生素类：青霉素类、头孢菌素类、氨基糖苷类、四环素类、大环内酯类等。

◎合成的抗菌药：喹诺酮类（诺氟沙星）、磺胺类（磺胺甲唑）、硝基咪唑类（甲硝唑、替硝唑）等。

◎抗结核病药：异烟肼、利福平、吡嗪酰胺。

◎抗麻风病药：氨苯砜。

◎抗病毒药：阿昔洛韦、利巴韦林、拉米夫定。

◎抗真菌药：伏立康唑、制霉菌素。

◎抗寄生虫病药：青蒿素、氯喹、吡喹酮、阿苯达唑。

麻醉药

◎全身麻醉药：硫喷妥钠。

◎局部麻醉药：利多卡因。

神经系统类药物

◎中枢兴奋药：甲氯芬酯、茴拉西坦。

◎镇痛药：吗啡、哌替啶（度冷丁）。

◎解热镇痛抗炎药：对乙酰氨基酚、双氯芬酸、布洛芬、别嘌醇。

◎镇静催眠药：地西泮（安定）、苯巴比妥。

◎抗癫痫药和抗惊厥药：苯妥英钠、卡马西平、丙戊酸、硫酸镁。

◎抗震颤麻痹药：卡比多巴、苯海索。

◎抗老年性痴呆药：他克林。

◎抗精神失常药：氯丙嗪、氟哌啶醇、氯氮平。

◎抗躁狂症药：碳酸锂。

◎抗抑郁药：丙咪嗪、多塞平。

心血管系统类药物

◎抗心绞痛药物：硝酸甘油、维拉帕米、硝苯地平（心痛定）。

◎抗心律失常药：奎尼丁、普萘洛尔（心得安）、胺碘酮。

◎抗高血压药：氢氯噻嗪、可乐定、普萘洛尔、卡托普利、氯沙坦、硝苯地平（心痛定）、硝普钠。

◎抗心力衰竭药物：地高辛、氨力农。

◎抗休克药物：肾上腺素。

◎调血脂药：辛伐他汀、考来烯胺、非诺贝特、烟酸。

血液系统类药物

◎抗血小板药物：双嘧达莫、噻氯匹定。

◎抗凝血药：肝素、华法林、链激酶、尿激酶。

◎促凝血药：维生素K、氨甲环酸。

◎抗贫血药：硫酸亚铁、叶酸。

呼吸系统类药物

◎祛痰药：氯化铵、氨溴索。

◎镇咳药：可待因、右美沙芬、苯丙哌林。

◎平喘药：倍氯米松、沙丁胺醇、氨茶碱。

消化系统类药物

◎抗消化性溃疡药：氢氧化铝、雷尼替丁、奥美拉唑。

◎助消化药：胃蛋白酶。

◎止吐药：昂丹司琼、苯海拉明。

◎促胃肠动力药：甲氧氯普胺、多潘立酮。

◎泻药：硫酸镁。

◎止泻药：蒙脱石散剂（思密达）。

◎护肝利胆药：联苯双酯、熊去氧胆酸。

泌尿系统类药物

◎利尿药：呋塞米（速尿）、氢氯噻嗪、螺内酯。

◎脱水药：甘露醇。

调血糖药物　胰岛素、格列吡嗪、二甲双胍、阿卡波糖。

激素及其有关药物　缩宫素、氟轻松、去氧皮质酮、苯丙酸诺龙、雌二醇、甲羟孕酮、促甲状腺素、丙硫氧嘧啶。

抗肿瘤类药物

烷化剂（环磷酰胺），抗代谢药（甲氨蝶呤），铂类配合物（顺铂），抗肿瘤抗生素（丝裂霉素），抗肿瘤植物成分（紫杉醇），抗肿瘤激素类（亮丙瑞林）。

7　中药的药性

中药是指以中医理论体系的术语表示药物的性能与功效，并按中医理论体系来指导使用的药物，包括中药材、中药饮片和中成药等。

中药的药性主要有四气五味、升降浮沉、归经、有毒无毒、配伍、禁忌等。

四气	四气也称四性，是指药物寒、热、温、凉四种不同的性质。寒凉药一般具有清热泻火、凉血解毒等功效，如石膏、知母。温热药一般具有温中散寒、补火助阳的功效，如附子、肉桂。"疗寒以热药，疗热以寒药"。这是治病的法则，也是寒热药性运用的基本原则。

五味	五味是指辛、甘、苦、酸、咸五种药味。辛味能散、能行，有发散、行气、活血的作用；甘味能补益、和中、缓急；苦味能清泄、燥湿，能降泄肺气、胃气；酸味能收、能涩，有收敛固涩的作用；咸味能软、能下，有软坚、散结、泻下作用。五味之外还有淡味，具有渗湿、利尿作用。

一般而言，升浮药具有升阳、发表、祛风、散寒、涌吐、开窍等向上向外的作用，如升麻、柴胡等；而沉降药则具有清热、泻火、泻下、利尿、消食、驱虫、平肝、止咳平喘、收敛固涩等向下向内的作用，如大黄、牛膝等。

8 中药的配伍禁忌

目前医药界共同认可的配伍禁忌，有"十八反"和"十九畏"。

十八反	十九畏
甘草反甘遂、大戟、海藻、芫花；乌头反贝母、瓜蒌、半夏、白蔹、白及；藜芦反人参、沙参、丹参、玄参、细辛、芍药	硫黄畏朴硝，水银畏砒霜，狼毒畏密陀僧，巴豆畏牵牛，丁香畏郁金，川乌、草乌畏犀角，牙硝畏三棱，官桂畏石脂，人参畏五灵脂

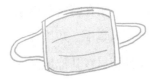

9 中药原料——中药材

何谓中药材

中药材是中药饮片的原料，必须符合国家药品标准。中药材一般指原植物、动物、矿物除去非药用部位的商品药材。药材未注明炮制要求的，均指生药材，应按照《中华人民共和国药典》附录中药材炮制通则的净制项进行处理。在严格意义上，药品范畴内的中药材仅指经过净制处理后的药材，对于未经依法净制处理的原药材不能列为药品概念下的中药材，更不能直接入药。

中医为何重视"道地药材"

历代医家对道地药材都很重视，认为"凡诸本草、昆虫各有相宜地产。气味功力，自异寻常"。一般传统中药材讲究道地药材，是指在特定自然条件、生态环境的地域内所产的药材，因生产较为集中，栽培技术、采收、加工也都有一定的讲究，以致较同种药材在其他地区所产者品质佳、疗效好。如四川的黄连、附子，宁夏的枸杞子，山西的党参，广东的陈皮，东北的人参、五味子，湖北、云南的茯苓，山东的阿胶，河南的"四大怀药"即怀地黄、怀山药、怀牛膝、怀菊花等，都属于"道地药材"。

10 中药炮制——中药饮片

何谓中药饮片

中药饮片是指在中医药理论的指导下，可直接用于调配或制剂的中药材及其中药材的加工炮制品。中药饮片包括部分经产地加工的中药切片（包括切段、块、瓣），原形药材饮片以及经过切制（在产地加工的基础上）、炮炙的饮片。

中药饮片是中医临床辨证施治必需的传统武器，也是中成药的重要原料，其独特的炮制理论和方法，无不体现着古老中医的精深智慧。随其炮制理论的不断完善和成熟，目前它已成为中医临床防病、治病的重要手段。

中药为何要炮制

炮制是指根据中医药理论，按照医疗、调制、制剂、贮藏等不同要求以及药材自身的性质，将药材加工成饮片时所采取的一系列传统制药技术。古称"炮炙"。

炮制的作用

※ 消除或减低药物的毒副作用　　如乌头经水漂制及蒸或煮的

加热处理，毒性可大为降低。

- 改变药物的性能　如何首乌生用润肠、截疟，制熟则补肝肾、益精血。
- 便于制剂的贮藏　如有些药物贮藏前要进行干燥处理，防止虫蛀、霉烂变质。
- 清除杂质，便于制剂和服用　如某些植物药去皮、心、核，矿物药去泥沙，动物药去头、足、翅等。
- 矫味、除臭　如地龙、鳖甲等醋制除去腥臭味。
- 引药入经　如柴胡醋制以引药入肝。

炮制方法分为水制、火制、水火合制等，水制有洗、漂、泡、渍、水飞等；火制有煅、炮、煨、炒、烘、焙、炙等；水火合制有蒸、煮、淬等。

如何正确煎服中药方剂

- 煎药器具的选用　以砂锅为好，因为砂锅的材质稳定，不会与药物成分发生化学反应，其传热均匀缓和，也可选用搪瓷锅、不锈钢锅和玻璃煎器。不能使用铁锅、铜锅、铝锅。
- 煎药的加水量　中药饮片因其质地不同，它的吸水量差别也较大，一般加水量控制在5~10倍。重量相同的药物，质地疏松其体积就大，吸水量自然就多。质地坚实其体积就小，吸水量就少。传统的加水方法是将药物放入锅内，第一次煎煮的加水量以水超过药物表面3~5厘米，第二次煎煮的加水量以超过药物表面3厘米为准。这种加水方法简便易行，又很容易掌握。

煎药前的浸泡　饮片在煎煮前一定要浸泡，以温水为宜，有利于有效成分浸出。一般以花、叶、茎类为主的药物，浸泡时间为1~1.5小时；以根、种子、根茎，果实类为主的药物浸泡时间为2~3小时。

煎药的火候　一般习惯上称为"文火"或"武火"。文火就是弱火，温度上升缓慢，水分蒸发较慢；武火就是强火，温度上升快，水分蒸发的也快。煎药宜先武火后文火。质地轻的草药宜用武火急煎，质地重的饮片宜用文火慢煎。

煎煮时间　主要根据药物和疾病的性质，以及用药的情况而定。一般以沸腾开始计算时间，第一煎20~30分钟，第二煎30~40分钟。治疗感冒类药物，第一煎10~15分钟，第二煎15~20分钟；滋补类药物，第一煎30~40分钟，第二煎40~50分钟。

煎煮次数　以多次煎煮比一次长时间煎煮的效果好。汤剂煎煮两次能够煎出所含成分的80%左右，所以煎药的次数以2次或3次为宜。

服用量及服用方法　成人取400~600毫升，每日分两次服用。儿童取200~300毫升，每日分2~3次服用。治疗感冒、发热、肠炎、腹泻的药，也可采用频服的方法，即每4小时服1次，每次服用30~40毫升，病愈即止，再改为每日服2~3次，小儿以少量多次为好。

■ 特殊药的煎煮　有些中药在煎药过程中应作不同的处理。包括如下几种。

◎先煎：如金石、矿物、贝壳类药物，因其有效成分不易煎出，应打碎先煎20~30分钟，然后与其他药物同煎。

◎后下：一些容易挥散或破坏而不耐煎者，如薄荷、白豆蔻、大黄、番泻叶等药，待他药煎煮将成时投入，煎沸几分钟即可。

◎布包入煎：有些药物煎煮时易漂浮在药液面上，或成糊状，不便于煎煮及服用。如蒲黄、海金沙等宜用纱布包裹入煎。

◎冲服：一些粉末状或液状类药物，如芒硝、竹沥等药，宜用煎好的其他药液或用开水冲服。

◎另煎：一些贵重药物，如人参等宜另煎，以免煎出的有效成分被其他药渣所吸附，影响疗效，造成浪费。

◎烊化冲服：胶类药物，如阿胶、龟胶、鹿胶等，容易黏附于其他药渣及锅底，既浪费药材，又容易熬焦，宜另行烊化，再与其他药汁兑服。

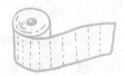

11 中药成品——中成药

什么是中成药，它有什么特点

中成药有两种概念

一种是狭义的中成药，它主要是指用一定的配方将中药加工或提取后制成具有一定规格，可以直接用于防病治病的一类药品，如各种丸剂、散剂、冲剂等，这便是生活中人们常说的中成药；另一种是广义的中成药，它除包括狭义中成药的概念外，还包括一切经过炮制加工而成的中药材。

狭义中成药其优点是现成可用、适应急需、存贮方便，能随身携带，省去了煎剂煎煮过程，消除了中药煎剂服用时特有的异味和不良刺激等。

狭义中成药也有一定缺点，这主要表现在成药成分组成、药量配比的一成不变上。由于配方既定，药已制成，故而中成药往往不能像煎剂方药那样表现得灵活多变，随症加减，这使中成药的实际应用受到了一定的限制。

常用的中成药剂型有哪些

中成药分内服和外用两种。内服中成药的常用剂型为丸剂、散剂、颗粒剂、片剂、胶囊剂等，主要适用于脏腑气血异常所导致的各种疾患。内服中成药一般在中药材的毒副作用方面要求比较严格。外用中成药常用的剂型有膏贴剂、搽剂、栓剂、滴鼻剂、滴眼剂、气雾剂等，主要适用于疮疡、外伤、皮肤及五官科的多种疾患。外用中成药中相当数量有不同程度的毒性，使用时应慎重，以防中毒。

片剂　分浸膏片、半浸膏片和全粉片等，是常用的现代剂型之一。片剂体积小，用量准确，易崩解生效快，且具有生产效率高、成本低、服用及储运方便的优点。片剂适用于各种疾病。

丸剂　中成药最古老的剂型之一，常见的丸剂有蜜丸、水蜜丸、水丸、糊丸、浓缩丸、微丸等类型。滋补类药物、小儿用药、贵重及含易挥发性成分的药物常制成蜜丸，多用于治疗慢性病和虚弱性疾病，如六味地黄丸、人参鹿茸丸等。

散剂　分内服散剂和外用散剂，也是我国古老剂型之一。散剂治疗范围广，服用后分散快，奏效迅速，且具有制作方便、携带方便、节省药材等优点。有效成分不溶或难溶于水，或不耐高温，或剧毒不易掌握用量，或者贵重细料药物适宜于制成散剂。如银翘散、活血止痛散。

膏剂 有内服和外用两种。内服膏剂具有吸收快、浓度高、体积小、便于保存、可备较长时间服用的特点，一般多为补益剂，如阿胶补血膏。外用膏剂有两种，一种是膏药，亦称薄贴，一般用于风湿痛及跌打损伤等，如伤湿止痛膏；另一种外用膏剂是软膏，如马应龙麝香痔疮膏。

丹剂 大多含水银成分，常用以配制丸散供外用，具有消肿生肌、消炎解毒的作用。如红升丹、白降丹等。

合剂 单剂量包装的合剂又称口服液。合剂既能保持汤剂的特点，又能避免汤剂临时煎煮的麻烦，便于携带、贮存和服用。口服液的浓度更高，常加入矫味剂，因此用量小、口感好、作用快、质量稳定、携带方便以及容易保存。

中成药服用时需注意哪些问题

- 注意辨证施治　如寒痰咳嗽者选用化湿祛寒痰类药物，如小青龙口服液等；热痰咳嗽者则须选用清热化痰止咳的药物，如蛇胆川贝口服液等。
- 根据病情轻重缓急　选择合适的药物和合适的剂型，如急性危重期应选择起效快、作用强的药物和剂型。

■ **注意药物的组成和功能主治**　如大活络丹偏于治疗卒中、痰湿引起的半身不遂、口眼歪斜、言语不清、手足拘谨等症；小活络丹偏于治疗因风寒、痹湿等所致的痹证，如四肢拘挛、筋骨疼痛、跌打扭伤等症。

■ **正确使用补益药，避免滥用补药**　如不是气虚、阳虚的人食用人参、鹿茸等温补药，可引起头疼、全身发热、口舌生疮、鼻子出血等。儿童滥用补药，可导致性早熟等。

■ **注意中成药和西药合理配伍**　中西药合理联合应用可以起到增效减毒作用。但不合理的联合应用可导致药效过强或降低，甚至产生有害物质，引起药源性疾病。如地高辛与六神丸合用，能引起频发性室性早搏。

■ **注意正确的用法、用量、疗程**　服用中成药，须按照说明书或医嘱，注意服用方法的准确，如饭前服还是饭后服、服用次数、剂量、疗程等，不宜超剂量或减少剂量，不宜盲目地长期服用同一种药物。

■ **注意中成药的不良反应**　近年来，有关中成药引起的毒性反应及过敏反应的报道也多起来。如朱砂安神丸口服可引起口腔炎、蛋白尿及严重的药源性肠炎；牛黄解毒片口服可引起过敏性血小板减少、过敏性膀胱炎和过敏性皮炎；含关木通的制剂可引起肾衰竭。因此，服用中成药时，一旦出现不适应及时就医。

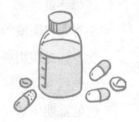

12 专利药、原研药、仿制药与新药

什么是专利药、原研药、仿制药

专利药，即在全球最先提出申请，并获得专利保护的药品，一般有20年的保护期，其他企业不得仿制。原研药，即过了专利期的、由原生产商生产的药品。仿制药，即专利药过了保护期，其他企业均可仿制的药品。

原研药与仿制药的区别在哪里

原研药是原创性的新药，需经过对成千上万种化合物层层筛选和严格的临床试验才得以获准上市。平均需要花费15年左右的研发时间和数亿美元，研发成本很高，因此价格昂贵。仿制药仅复制原研药的主要分子结构，省时省资省力，研发成本低，因此价格不高，可提高患者对药品的可获得性。目前，原研药在我国的定价远远高于《药品政府定价办法》规定的标准。以注射用头孢曲松钠为例，罗氏公司生产的原研药"罗氏芬"的价格高达80多元，而国产的仿制药却仅有4~5元，两者的价格相差近20倍。但仿制药与原研药在制备工艺等方面不可能完全相同，因此在药品不良反应等方面会有所差异。

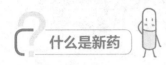

什么是新药

　　根据《药品管理法》及其实施条例定义，新药系指未曾在中国境内上市销售的药品。对已上市药品改变剂型、改变给药途径、增加新适应症的药品，亦属于新药范畴。

　　新药经申请、检验、审评、生产现场检查合格后，由国家药品监督管理局（NMPA）审核发给新药证书，申请人已持有《药品生产许可证》并具备生产条件的，同时发给药品批准文号。新药的来源包括：天然产物、半合成化学物质、全合成化学物质。

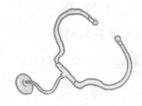

13 以假充真——假药
以次充好——劣药

什么是假药

《药品管理法》规定，有下列情形之一的为假药。

（一）药品所含成分与国家药品标准规定的成分不符；
（二）以非药品冒充药品或者以他种药品冒充此种药品；
（三）变质的药品；
（四）药品所标明的适应症或者功能主治超出规定范围。

什么是劣药

《药品管理法》规定，有下列情形之一的药品，按劣药论处。

（一）药品成分的含量不符合国家药品标准；
（二）被污染的药品；
（三）未标明有效期或者更改有效期的药品；
（四）不注明或者更改生产批号的药品；
（五）超过有效期的药品；
（六）擅自添加防腐剂、辅料的药品；
（七）其他不符合药品标准的药品。

如何识别假劣药品

严格来讲，只有专业人员使用专业设备，按照《中华人民共和国药典》标准检验才是鉴别假劣药品的法定依据。但消费者可以从以下几个方面简单识别假劣药品。

■ **看药品批准文号** 目前，我国药品批准文号有三种格式：国药准字H（Z、S）+8位数字、国药准字H（Z、S）C+8位数字、国药准字H（Z、S）J+8位数字，如果格式不符合，就应当进一步鉴别。假药常使用废止批准文号或假批准文号。

■ **看生产批号和有效期** 合格药品的包装上都有激光打印的产品批号、生产日期和有效期，三者缺一不可，打印批号不透纸盒。假药常有缺项或油印粘贴的批号、日期，打的钢印批号透过纸盒。

■ **看药品外包装** 合格药品的包装都必须经药监部门批准，且外观颜色纯正，印刷精美，字迹清晰。假药外包装质地较差，外观颜色不纯正，字体和图案印刷粗糙，防伪标志模糊。包装药品的铝箔板，正品印刷字色纯正，字迹清晰，边缘整齐。假药边缘不整齐，印刷字迹有些模糊、重影，字色深浅不一。

■ **看药品外观** 合格药品片剂颜色均匀，表面光滑，片上所压字体深浅一致、清晰，无花斑、裂片、潮解等问题。假药片剂多颜色不均匀，有花斑，糖衣褪色露底、开裂等。

假注射剂、水剂出现沉淀、结晶、变色，有絮状物等。颗粒剂黏结成块，不易溶解。膏剂失水、发霉或有油败气味。

看生产厂家 所有药品外包装或说明书内要详细注明生产企业名称、地址、邮编、电话、网址等内容，有的还设辨别真伪查询专线电话，便于患者联系查询。假药这些项目不齐全或编造假信息。

看药品说明书 经批准合法生产的药品说明书内容准确齐全，包括药品的通用名称、成分、规格、上市许可持有人及其地址、生产企业及其地址、批准文号、产品批号、生产日期、有效期、适应症或者功能主治、用法、用量、禁忌、不良反应和注意事项等详细内容。假药说明书内容不全，印刷质量差，字迹模糊。

依据药品的特有气味进行鉴别 如皮炎平软膏，因其成分中含有樟脑，而樟脑有特异芳香，若无此气味则可疑。胃苏颗粒，正品内容物有较浓的芳香气味（陈皮、香橼等），假药则没有。

《中华人民共和国药品管理法》
（全国人大第十三届十二会议于2019年8月26日修订通过，2019年8月26日公布，自2019年12月1日起施行。）

第一百一十七条 生产、销售劣药的，没收违法生产、销售的药品和违法所得，并处违法生产、销售的药品货值金额十倍以上二十倍以下的罚款；违法生产、批发的药品货值金额不足十万元的，按十万元计算，违法零售的药品货值金额不足一万元的，按一万元计算；情节严重的，责令停产停业整顿直至吊销药品批准证明文件、药品生产许可证、药品经营许可证或者医疗机构制剂许可证。

14 严格管理药品——特殊药品

特殊药品有哪些

　　根据《药品管理法》规定，国家对麻醉药品、精神药品、医疗用毒性药品、放射性药品，实行特殊管理。因此，麻醉药品、精神药品、医疗用毒性药品、放射性药品是法律规定的特殊药品，简称为"麻、精、毒、放"。另外，根据国务院的有关规定，对药品类易制毒化学品、戒毒药品和兴奋剂也实行一定的特殊管理。

■ 麻醉药品　指连续使用后易产生生理依赖性、能成瘾癖的药品。包括天然、半合成、合成的阿片类、可卡因、可待因类、大麻类、药用原植物及其制剂等。原国家食品药品监督管理总局、公安部、原国家卫计委于2013年11月11日联合公布的《麻醉药品品种目录（2013年版）》共121个品种，其中我国生产及使用的品种及包括的制剂、提取物、提取物粉共有27个品种。

■ 精神药品　指直接作用于中枢神经系统，使之兴奋或抑制，连续使用能产生依赖性的药品。包括兴奋剂、致幻剂、镇静催眠剂等。原国家食品药品监督管理总局、公安部、原国家卫计委于2013年11月11日联合公布的《精神药品品种目录（2013年版）》共有149个品种，其中第一类精神药品有68个品种，第二类精神药品有81个品种。目前，我国生产及使用的第一类精神药品有7个品种，第二类精神药品有29个品种。

■ 医疗用毒性药品（简称"毒性药品"） 指毒性剧烈、治疗量与中毒剂量相近，使用不当会致人中毒或死亡的药品。根据原卫生部的规定，目前我国毒性药品的管理品种中有毒性中药27种（指原药材及其饮片），毒性西药13种。

毒性中药品种	砒石（红砒、白砒）、砒霜、水银、生马钱子、生川乌、生草乌、生白附子、生附子、生半夏、生南星、生巴豆、斑蝥、青娘虫、红娘虫、生甘遂、生狼毒、生藤黄、生千金子、生天仙子、闹羊花、雪上一枝蒿、白降丹、蟾酥、洋金花、红粉、轻粉、雄黄
毒性西药品种	去乙酰毛花苷丙、阿托品（包括其盐类）、洋地黄毒苷、氢溴酸后马托品、三氧化二砷、毛果芸香碱（包括其盐类）、升汞、水杨酸毒扁豆碱、氢溴酸东莨菪碱、亚砷酸钾、士的宁（包括其盐类）、亚砷酸注射液、A型肉毒毒素及其制剂

■ 放射性药品 用于临床诊断或者治疗的放射性核素或其标记药物。

特殊药品怎样使用

■ 麻醉药品、精神药品 为了加强管理，保障每个患者的正常医疗需要，并防止麻醉药品被用于非法用途，其处方用量严格按照国家《麻醉药品和精神药品管理条例》执行。

　　对于必须使用麻醉药品治疗短期疼痛、止咳的患者，麻醉药品、第一类精神药品注射剂处方为一次用量，只限患者就诊时使用，严禁交给患者自用；其他剂型处方不得超过3日用量，连续使用不得超过7日；控缓释制剂处方不得超过7日用量；第二类精神药品每次处方量不得超过7日常用量，对于某些特殊情况处方量可适当延长，但医师应当注明理由。

　　对于癌痛和慢性中、重度非癌痛患者，麻醉药品、第一类精神药品注射剂处方不得超过3日用量；其他剂型处方不得超过7日用量。

　　对于需要特别加强管制的麻醉药品，盐酸二氢埃托啡处方为一次用量，且仅限于二级以上医院内使用；盐酸哌替啶处方为一次用量，药品仅限于医疗机构内使用。

■ 医疗用毒性药品　医师开毒性药品处方，只允许开制剂，不得开毒性药品原料药，每次处方剂量不得超过2日极量。处方一次有效，处方应保存2年备查。

■ 放射性药品　医疗单位使用放射性药品必须取得省级公安、环保和药品监督管理部门核发的《放射性药品使用许可证》。医疗单位设置核医学科、室（同位素室），由经过核医学技术培训的专业技术人员使用。

15 正确认识处方药

什么是处方药

处方药是为了保证用药安全，由国家药品监督管理部门批准，需凭执业医师或执业助理医师处方才可调配、购买和使用的药品。处方药是医生为患者在临床上用药的主体。所以开此类药的医生必须有医师的职业资质，而患者须在医生的监护指导下购买、使用。

哪些药属于处方药

国家药品监督管理部门将药理作用大、治疗较重病症、容易产生不良反应的各类药品规定为处方药，患者只能在医生的指导下方可使用。处方药大多属于以下几种情况。

上市的新药	对其活性或副作用还要进一步观察
可产生依赖性的某些药物	例如吗啡类镇痛药及某些催眠安定药物等
药物本身毒性较大	例如抗癌药物等
用于治疗某些疾病所需的特殊药品	如心脑血管病的药物，须经医师确诊后开出处方并在医师指导下使用

注意：处方药只准在专业性医药报刊进行广告宣传，不准在大众传播媒介进行广告宣传。

16　柜台发售药物——非处方药

？什么是非处方药

非处方药是指由国家药品监督管理部门公布的，不需要凭执业医师或执业助理医师处方，消费者可以自行判断、购买和使用的药品。因此，非处方药又称为柜台发售药品（Over the counter drug），简称OTC。其特点是安全、有效、方便、质量稳定。

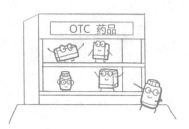

非处方药（OTC）是指不需要凭执业医师或执业助理医师处方即可自行判断、购买及使用的药品。

？哪些药属于非处方药

非处方药主要包括感冒药、止咳药、镇痛药、助消化药、抗胃酸药、维生素类、驱虫药、滋补药、通便药、外用药、避孕药、护肤药等。被列入非处方药的药物，一般都经过较长时间的全面考察，具有疗效确切、毒副作用小、使用方便、便于贮存等优点。

从严格意义上讲，某种药物被批准为非处方药，只是获得了非处方药的身份，经法规许可放宽其出售和使用的自由度。事实上，许多药物既有处方药身份，又有非处方药身份。非处方药制定实施后，每隔3~5年进行一次再评价，推陈出新，优胜劣汰，确保OTC的有效性和安全性。

为什么非处方药还要分为甲类和乙类

药品分类管理是根据药品安全有效，使用方便的原则，依其品种、规格、适应症及给药途径不同，对药品分别按处方药和非处方药进行管理。非处方药又进一步根据安全程度分为甲类非处方药和乙类非处方药，前者安全性相对较低，后者安全性相对较高。非处方药的包装上有椭圆形的OTC标志，甲类为橙红色椭圆形底阴文，乙类为墨绿色椭圆形底阴文。将非处方药分为甲类和乙类管理的根本目的是在保障用药安全的前提下最大限度地方便大众用药。

怎样选购使用非处方药

虽然非处方药较处方药安全，但并不意味着非处方药可以随意使用。使用非处方药应注意以下问题。

■ 注意购药渠道及有效证明　尽可能到正规的大药店或医院药房购买，购买时应索取发票，发票上一定要注明药品名称、生产厂家、生产批号、价格等。遇到质量问题，及时与药品监督部门联系，提供发票、实物、包装等证据。

■ 购用药品要有针对性　非处方药仅适用于某些轻微疾病和

病情，且能自己明确诊断。选购药品必须针对自己所患疾病和病情，不能明确疾病者，最好去医院确诊，切忌盲目用药。

选购合格产品　选购药品时要仔细看看外包装有没有药品批准文号、注册商标、生产批号、生产厂家、条码标志等。包装内要有药品说明书、有效期或失效期的标注等，这些是绝不可缺少的资料和信息。若缺项，应拒绝购买。

仔细阅读药品说明书　药品说明书是指导患者用药的最直接的依据。患者应根据药品说明书结合自身疾病症状决定是否应该使用该药，并按说明书要求保存药品。确保用药安全，达到最佳的自我药疗效果。

正确用药　遵照药品说明书，结合自己的性别、年龄、体重等因素，掌握用法、用量、次数、疗程，尤其是用量。用量不足或疗程不够，起不到应有的效果，超量或过量则会产生毒副作用。

避免联合用药　有些人用药存在贪多心理，认为用药越多疗效越好。殊不知许多药物之间有配伍禁忌，合用时不仅会降低疗效，而且能增加毒副作用。联合的药品越多，毒副作用的发生率越高、越严重。

注意疗效及不良反应　任何药品都有不良反应，非处方药应用安全是相对处方药而言的。故在使用时，既要观察有无疗效，也要防范不良反应的发生。使用非处方药一段时间（一般为3~7天）后，症状未见缓解或减轻，应及时去医院诊治，以免延误病情。

17 国家基本药物

什么是国家基本药物，它有什么特点

国家基本药物是指由国家制定的《国家基本药物目录》中的药品。为了加强国家对药品生产和使用环节的科学管理，保证人民防病治病的基本需求，适应医疗体系改革，打击药价虚高，我国政府有关部门组织制订了《国家基本药物目录》，其所列品种是专家和基层广大医药工作者从我国临床应用的各类药物中通过科学评价，筛选出来的具有代表性的药物。这些药物具有疗效好、不良反应小、质量稳定、价格合理、使用方便等特点。

国家基本药物包括预防、诊断、治疗各种疾病的药物，其遴选原则为临床必需、安全有效、价格合理、使用方便、中西药并重。随着药物的发展和防病治病的需要，原则上每3年调整1次。

国家基本药物有哪些

目前，《国家基本药物目录（2018版）》包括化学药品和生物制品、中成药、中药饮片。化学药品和生物制品417个品种，中成药268个品种；除国家另有规定之外，已颁布国家标准的中药饮片纳入国家基本药物目录。具体药品可查阅相关文件。

18 基本医疗保险药品

什么是基本医疗保险药品，它有什么特点

基本医疗保险药品是指保证职工临床治疗必需的，纳入基本医疗保险给付范围内的药品，分为甲类和乙类两种。甲类药品是指全国基本统一的、能保证临床治疗基本需要的药品。这类药品的费用纳入基本医疗保险基金给付范围，并按基本医疗保险的给付标准支付费用。乙类药品是指基本医疗保险基金有部分能力支付费用的药品，这类药品先由职工支付一定比例的费用后，再纳入基本医疗保险基金给付范围，并按基本医疗保险给付标准支付费用。

基本医疗保险制度建立以来，国家分别于2000年、2004年、2009年、2017年、2019年调整发布了5版《国家基本医疗保险、工伤保险和生育保险药品目录》（以下简称《药品目录》）。纳入《药品目录》的药品，为临床必需、安全有效、价格合理、使用方便的药品。《药品目录》是基本医疗保险、工伤保险和生育保险基金支付药品费用的标准。临床医师根据病情开具处方、参保人员购买与使用药品不受《药品目录》的限制。

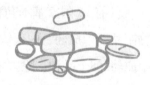

基本医疗保险药品有哪些

《药品目录》分为凡例、西药、中成药、协议期内谈判药品、中药饮片五部分。凡例，是对《药品目录》的编排格式、名称剂型规范、限定支付范围等内容的解释和说明；西药部分包括了化学药和生物制品；中成药部分包括了中成药和民族药；中药饮片部分采用排除法，规定了基金不予支付费用的饮片范围。

《药品目录》西药部分、中成药部分、协议期内谈判药品部分和中药饮片部分所列药品为基本医疗保险、工伤保险和生育保险基金准予支付费用的药品，常规准入部分共2643个药品，包括西药1322个，中成药1321个（含民族药93个）；中药饮片采用准入法管理，共纳入892个。其中仅限工伤保险基金准予支付费用的品种6个；仅限生育保险基金准予支付费用的品种4个。

西药、中成药和协议期内谈判药品分甲、乙类管理，西药甲类药品398个，中成药甲类药品242个，其余为乙类药品。协议期内谈判药品按照乙类支付。工伤保险和生育保险支付药品费用时不区分甲、乙类。

中药饮片部分除列出基本医疗保险、工伤保险和生育保险基金准予支付的892个品种外，同时列出了不得纳入基金支付的饮片范围。

具体品种可查询2019年版《药品目录》。

19 防患于未然——家庭常用药品

家庭药箱一般以治疗常见病、多发病、慢性病以及时令性疾病的药物为主。家庭常用药品是为了使一些小病患能得到及时治疗、尽早控制，或至少能在去医院前做些临时处理。但要注意，对自己不能确诊或症状较重、变化较大的疾病，不能擅自用药。

怎样配备家庭药箱

家庭药箱的品种要少而精，数量不宜多，可随时加以调整、更新。每个家庭因成员的健康状况不同，所备的药品也应有所不同，以下推荐的几种药是一般家庭最需要的常备药。

感冒类药	感冒清、新康泰克、泰诺、银翘解毒片、板蓝根冲剂、藿香正气水等
解热镇痛药	布洛芬（芬必得）、索米痛片（去痛片）、对乙酰氨基酚、阿司匹林等
镇咳祛痰药	喷托维林（咳必清）、心嗽平、川贝枇杷膏、沐舒坦等
胃肠解痉药	多潘立酮（吗丁啉）、健胃消食片等
止泻药	小檗碱（黄连素）、洛哌丁胺（易蒙停）、蒙脱石散剂（思密达）等
抗过敏药	氯雷他定（开瑞坦）、西替利嗪（仙特明）等

续表

外用药	达克宁、三九皮炎平、酒精、碘酒、高锰酸钾、云南白药、伤湿止痛膏、创可贴、双氯芬酸（扶他林）乳胶剂、京万红软膏等
钙制剂及维生素类	钙尔奇D、复合维生素B、善存等
特殊疾病用药	心脑疾病患者备复方丹参滴丸
其他	风油精、清凉油、季德胜蛇药、84消毒液、消毒药棉、纱布、胶布等

怎样管理家庭药箱

分类存放 中药和西药分开、外用药和内服药分开、处方药和非处方药分开、成人药与小儿药分开、急救药与常规药分开。特别要注意的是，毒性较大的药品要严格保管，标记清楚，以免拿错、误服，发生危险。药品应放在安全的地方，防止儿童误服。

注意有效期与失效期 药品均有有效期和失效期，过了有效期便不能再使用，否则会影响疗效，甚至会带来不良后果。散装药应按类分开，并贴上醒目的标签，写明存放日期、药物名称、用法、用量、失效期。每隔3个月左右，最好将家庭药箱检查一遍，如果发现药品发生变质、潮解、霉变或过期等现象，则需要及时更换。

注意药品的贮存条件 药物常因光、热、水分、空气、酸、碱、温度、微生物等外界条件的影响而变质失效。因此，应注意药品的保管条件，避免高温、光照和潮湿。许多药品说明书中有"密封，阴凉处保存"等字样。"密封"是指隔绝空气，避免药品氧化等，也避免潮湿空气的进入，造成药物的潮解等。"阴凉处"是指不高于20℃的环境中。如果是"冷处"，就应在2℃~10℃环境中，一般冰箱的冷藏室可以满足要求。

■ **注意外观变化**　贮备药品使用时应注意观察外观变化。如片剂出现松散、变色；糖衣片的糖衣粘连或开裂；胶囊剂的胶囊粘连、开裂；丸剂粘连、霉变或虫蛀；散剂严重吸潮、结块、发霉；眼药水变色、混浊；软膏剂有异味、变色或油层析出等情况时，则不能再用。

 如何妥善贮存各类家用药品

■ 冷藏保存　凡温度过高会变质或变形的药品应放在低温的环境中保存。一般室温达不到这一要求，因此宜放在冰箱中冷藏。受热后易变质的药品一般在包装上都会注明贮藏温度，常用的有胰岛素、丙种球蛋白及各种生物制剂；受热后易变形的药品有各种肛门栓剂、阴道栓剂。

■ 密闭保存　有些药品久置空气中易被风化，应密闭保存，如硼砂、硫酸镁、枸橼酸等；有些药品长期接触空气会被氧化，如维生素C、鱼肝油滴剂等。一些易挥发的药品，

如红花油、碘酒及其他含酒精的制剂也要
密闭保存。要密闭保存的药品应放在玻璃
瓶内，瓶口要封严，不能用纸盒贮存，否
则易变质。

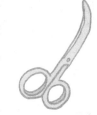

防潮保存 许多药品在潮湿的空气中，会
吸收空气中的水分，出现融化、发霉、发酵、粘连等潮解
现象而变质。因此，应尽量将它们放在密闭的小瓶内，并
置于干燥处保存。特别容易潮解的药品有：阿司匹林、干
酵母、维生素B_1、葡萄糖酸钙及一些含糖多的糖衣片，胶
囊剂也极易受潮。

避光保存 有些药品如氨茶碱、维生素C、硝酸甘油及各
种针剂在光线作用下容易变质，应放置在棕色瓶中并置于
暗处保存。当然，其他药品也要尽量避光。

温馨提示

家庭贮备药品应严格遵照不同药品的贮存要求
仔细保管，防止药品变质失效或毒性增加，以
提高用药的有效性与安全性。

20　有备无患——外出必备药品

外出旅游需要携带哪些药

外出旅游，别忘了随身带点常用药，以防万一。需要准备的药有以下几类：感冒药、晕车药、防肠道感染药、消化不良药、抗过敏药、抗感染药、自身疾病药和外用药。

感冒药	晕车药
旅行中天气冷热变化无常，一旦出现感冒症状，最好及时用药加以控制。泰诺感冒片、日夜百服宁、新康泰克、速效伤风胶囊等感冒药可以迅速缓解感冒症状，维C银翘片等中成药对感冒初期症状也很有效。	如果乘车、船、飞机时出现眩晕、呕吐，可以服茶苯海明（乘晕宁），或者将消炎镇痛膏贴于肚脐。

防肠道感染药
在外吃饭，胃肠道容易受伤，小檗碱（黄连素）、诺氟沙星配合蒙脱石散剂（思密达）服用可以迅速抗菌止泻，伴有恶心、呕吐症状时可服用藿香正气丸、保济丸、救必应胶囊等。

消化不良药

应付消化不良症状，可以选择维生素类、有益菌类的消化药，如复合维生素B、乳酶生等，但应注意不能与抗生素、抑菌剂等合用。或者选择中成药。

抗过敏药

可选择消炎止痒膏类的外用药，但含有激素成分的外用膏剂不宜长期使用。如果外用药效果不好，可选用抗组胺药，如氯苯那敏（扑尔敏）、氯雷他定、西替利嗪等。

自身疾病药

高血压患者除了要携带每天必吃的降压药外，还要准备硝苯地平（心痛定）。对冠心病患者来说，要准备好速效救心丸和硝酸甘油。糖尿病患者应随身携带降糖药，同时携带葡萄糖水、饼干之类食品以备发生低血糖时急用。哮喘患者应备止喘药等。

外用药

创可贴、碘酒、伤湿止痛膏也是旅游必备药。此外，红花油可用于外伤或扭伤，风油精、清凉油可用于蚊虫叮咬。

出境旅游需要注意哪些问题

随着人民消费水平的提高，选择出境旅游也日渐增多。考虑到国外购买药品不方便等因素，游客在出国时多多少少会携带一些药品，但很多国家对旅客携带药品入境有严格的限制。因此，出境旅游应注意以下问题。

■ **注意携带药品要适量**　无论是出游东南亚国家，还是澳大利亚、欧美等国家，入境海关都会对药品进行检查。大部分国家允许游客随身携带有限数量的药品入境，但须符合某些条件。如澳大利亚、新西兰不允许游客携带中药材，西药也要根据逗留时间，计算好剂量。如确实要多带的，需出示医生处方，并应与处方相符。

■ **注意药品标签和说明要完整**　美国、加拿大等国入境时，对药品的标志要求尤为严格。加拿大入境检查要求游客携带的药品必须带有原始的标签及使用说明，以及开药的处方。

■ **注意禁止携带的药品**　大部分国家海关都会明确列出受管制的药品，游客出游该国之前需要提前了解清楚，以免造成不必要的误会和麻烦。如果带有特别的药品或是含有麻醉品的药品，务必带上医生的处方和说明你必须服用此种药品的证明书（信）。

■ **接种疫苗**　无论做短暂旅游还是长期旅游，都应在出发前两周到当地卫生保健中心咨询，接种疫苗。比如，去南亚、东南亚等卫生条件相对落后的地区，有必要口服霍乱疫苗，还要带抗疟药；去非洲，要接种黄热病疫苗、登革热疫苗，口服霍乱疫苗，带抗疟药。去澳大利亚、欧美等发达国家，要接种麻疹疫苗。

21 临危受命——急救常用药品

何为急救药品？常用急救药品有哪些？

某些紧急情况下用以缓解患者症状的药物称为急救药品。
常用的急救药品根据作用功能分有如下种类。

（1）退烧药。①非甾体类消炎、退烧药：复方氨基比林、泰诺、芬必得等；②甾体类（糖皮质激素）：地塞米松、氢化可的松等；③其他：柴胡、板蓝根注射液等。

（2）镇痛药。①非麻醉性镇痛药品：卡马西平、盐酸曲马多等；②麻醉性镇痛药品：吗啡、杜冷丁、芬太尼、美沙酮等；③抗胆碱类：阿托品、654-2等。

（3）肌松剂。筒箭毒碱、琥珀酰胆碱、潘可罗宁等。

（4）止痉药。苯巴比妥、异戊巴比妥等。

（5）抗惊厥药。司可巴比妥、硫喷妥钠、安定等。

（6）治疗癫痫大发作药。苯妥英钠、卡马西平、丙戊酸钠等。

（7）心搏骤停复苏药。肾上腺素、阿托品、利多卡因、碳酸氢钠、地塞米松、葡萄糖酸钙等。

（8）休克时升压药。①扩容药；②血管活性药：多巴胺、肾上腺素、去甲肾上腺素、甲氧明、间羟胺、立其丁等。

（9）呼吸中枢兴奋剂。可拉明、洛贝林、氨茶碱等。

（10）强心剂。①洋地黄类：西地兰、毒毛花苷K、地戈辛（地高辛）；②非洋地黄类正性肌力药物：多巴酚丁胺等。

（11）治疗昏迷伴抽搐药。水合氯醛、苯巴比妥钠。

（12）昏迷伴呼吸浅、慢药。咖啡因等呼吸中枢兴奋剂。

（13）治疗深昏迷药。醒脑静注射液、纳洛酮等中枢神经兴奋剂。

（14）迅速降压药。①噻嗪类：速尿、双氢克尿噻、丁脲胺等；②肾上腺能受体阻断剂：酚妥拉明、酚拉明、拉贝洛尔、阿罗洛尔、普萘洛尔、美托洛尔、倍他洛尔、阿替洛尔、哌唑嗪等；③转换酶抑制剂：卡托普利、依那普利、贝那普利、培哚普利；④钙通道阻断剂：维拉帕米、硝苯吡啶、地尔、尼群地平、尼莫地平等；⑤动静脉扩张剂：硝普钠；⑥静脉扩张剂：硝酸甘油类等；⑦血管扩张剂：二氮嗪、肼苯哒嗪、长压啶等；⑧影响交感神经递质传递：利血平、胍乙啶等；⑨中枢性降压药：可乐灵、甲基多巴等；⑩神经节阻断剂：美加明。

（15）抗心律失常药。硫酸奎尼丁、普鲁卡因胺片、利多卡因、苯妥英钠、心律平、胺碘酮、溴苄胺、美西律、门冬酸钾镁、ATP等。

（16）抗心绞痛药。硝酸甘油、单硝酸异山梨酯、双嘧达莫、丹参、川芎嗪、毛冬青、地奥心血康、亚硝酸异戊酯、尼可地尔等。

（17）常用的高山急救药品。

Epipen	这是肾上腺激素注射剂，通常对过敏性休克或者急性哮喘有用，但在高山上它是救命的稻草也可能是致命的杀手。如果陷入极度体力衰竭，肾上腺素可能激发你的一些力量，以足够可以下山，也相当于给你的心脏一剂强烈的冲击。所以肾上腺素绝对是登山者最糟糕情况下的最后措施，只有那时才能使用（注意检查有效期和最低保存温度）。
乙酰唑胺	一种急救药品，有时可用来帮助适应高海拔。它帮助提高血液的pH值，血液酸性提高是因为呼吸加快加深导致血液中二氧化碳含量降低而导致的。它可以帮助夜间睡眠（避免呼吸不规则），从而帮助改善白天的身体状态。
地塞米松	这种类固醇药仅仅只能用于紧急情况。服用的同时必须立即从高山下撤，因为地塞米松（Decadron）只不过消除高山病的症状而已，却并不能治愈。如果你不希望丧命的话，攀登过程中不要依靠它，仅仅为了危急情况准备，还是带上它（片剂和针剂）。
硝苯地平	另一种紧急救护药物，适用于肺水肿，同样地服用后立刻从高山下撤，应该在舌下慢慢消化吸收。
伽莫袋（Gamowbag）	当徒步者或者登山者患上肺水肿或者脑水肿时，伽莫袋很有用。它所产生的作用相当于立即下降2000米高度，几个小时之内可能就是生死之间的差别。它相当于一个靠脚泵加压的潜水舱。

| 氧气 | 任何急性的高山疾病发作时都要使用，应注意控制流量，以每分2~3升或者更少为宜，过高的流量会导致中毒。 |
| 其他 | 止咳药，鼻塞、冻伤骨折止痛剂以及其他药品。带上创口贴、碘酒、防腐剂、净水药片、绷带和其他急救器械。提前注射必要的疫苗，并接受急救训练（红十字协会有组织这样的课程）。女性还可带些易吸收的补铁药品。此外，复合维生素和防晒霜可以帮助预防冻疮。 |

（18）常用农药及毒物中毒急救方法。

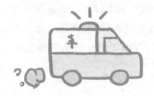

常用农药及毒物中毒急救方法简表

中毒分类		洗胃溶液			导泻剂	急救主要措施			注意事项
		清水或微温水	1:5000 高锰酸钾	1%~2% 碳酸氢钠		抢救主要用药	对症处理	并发症处理	
有机磷农药	乙硫磷、马拉硫磷、倍硫磷、二溴磷、1605、1059、3911、甲基1059、杀螟松、亚胺硫磷、特普、甲胺磷、久效磷、苯硫磷、亚胺硫磷	可以用	禁止用	最好	硫酸钠40~60g溶后灌入	①轻度：阿托品1~2mg肌内注射。碘解磷定0.4g静脉注射（或氯解磷定0.25g肌内注射），必要时重复 ②中度：阿托品2~5mg肌内注射。同时用碘解磷定0.8~1.2g（或氯解磷定0.5~0.75g）静脉注射，2~3小时重复上药半量2~3次 ③重度：阿托品5mg肌内注射或静脉注射尽快达到阿托品化（参见注意事项），以后静脉注射维持。碘解磷定1.2~1.6g（或氯解磷定0.75~1g）静脉注射，必要时10分钟后重复上药半量，以后每1~2小时重复用2~3次	输液供氧或者人工呼吸及给予中枢兴奋剂	肺水肿：用呋塞米2~40mg加入25%葡萄糖液20ml中静脉注射。如有心衰可选用强心苷加呋塞米，限制输液量，给氧。脑水肿：吸氧、冰帽、脱水剂及皮质激素	①阿托品化指征：面红、瞳孔大、无汗、分泌物消失、心动过速、体温上升、腹胀、尿潴留、躁动等 ②应及时使用足量碘解磷定或氯解磷定（但两者不能并用，以免过量中毒） ③要注意鉴别阿托品中毒和有机磷中毒 ④皮肤接触宜用凉肥皂水反复洗 ⑤因高锰酸钾会增加毒性，故禁用

中毒分类	洗胃溶液			急救主要措施		对症处理		注意事项
	清水或微温水	1:5000 高锰酸钾	1%~2% 碳酸氢钠	导泻剂	抢救主要用药	对症处理	并发症处理	
有机磷农药 二嗪农、谷硫磷	可以用	禁用	最好	硫酸钠40~60g溶后灌入	禁用氯解磷定，其他用药同前表所述		肺水肿：用呋塞米2~40mg加入25%葡萄糖液20ml中静脉注射。如有心衰可选用强心苷加呋塞米，限制输液量，给氧	同前表所述
乐果	最好	禁用	可用	硫酸钠40~60g溶后灌入	氯解磷定及碘解磷定效果差，其他用药同上	输液缺氧或者人工呼吸氧及给予中枢兴奋剂		
敌敌畏	可用	可用	可用	硫酸钠40~60g溶后灌入	用阿托品，碘解磷定效果差，用量同上			除高锰酸钾外，其他注意同上
敌百虫	最好	可用	禁用	硫酸钠40~60g溶后灌入	碘解磷定效果差，其他用量同上		脑水肿：吸氧氧帽、脱水剂及皮质激素	碱性药会增加毒性10倍，故禁用

续表

中毒分类	洗胃溶液			导泻剂	抢救主要用药	对症处理	并发症处理	注意事项
	清水或微温水	1:5000高锰酸钾	1%~2%碳酸氢钠					
有机氯类 狄氏剂、艾氏粉、毒杀粉、林氯丹等	可以用	不用	最好	硫酸钠40~60g溶后灌入	保持呼吸畅通，吸出分泌物，给氧，静脉注射氨茶碱。给予维生素B₁、维生素B₂、维生素C500~1000mg加入输液中静脉滴注，也可加保肝药	抽搐可用10%葡萄糖酸钙静脉注射，还可用苯巴比妥钠、地西泮肌内注射，其他同上	肺水肿：用呋塞米、强心苷及激素。呼吸衰竭时给予尼可刹米等中枢兴奋剂。休克：用多巴胺加于输液中静脉滴注	在抢救中禁用肾上腺素
有机氮类 杀虫脒	最好	可以用	可以用	内服硫酸钠25~30g	亚甲蓝 按1~2mg/kg计，用葡萄糖稀释后静脉滴注，成人首次50~100mg，隔1~2小时按上量给1/2，可重复1~2次余量视病情而定	维生素C 0.5~1g加入葡萄糖液，可增加亚甲蓝药效	膀胱炎：加输5%碳酸氢钠。止血、心衰：给极化液及激素等	极化液为10%葡萄糖液500ml，10%氯化钾10ml，胰岛素8~10单位，静脉滴注

续表

中毒分类	急救主要措施							注意事项
	洗胃溶液			导泻剂	抢救主要用药	对症处理	并发症处理	
	清水或微温水	1:5000 高锰酸钾	1%~2% 碳酸氢钠					
氨基甲酸酯类（呋喃丹、西维因、速灭威、害扑威、叶蝉散等）	最好	不用	可以用	内服硫酸钠 25~30g	除禁用碘解磷定、氯磷定外，阿托品用量同有机磷类。东莨菪碱用量可按0.01~0.05mg/kg计肌内注射或静脉注射，20~30分钟重复1次。至出现阿托品化指征	如出现脑水肿、肺水肿，应限制输液速度及用量	脑水肿用脱水剂；肺水肿用强心剂、利尿剂；激素及硫代硫酸钠；发绀用亚甲蓝（1mg/kg）	禁用碘解磷定及氯解磷定以免降低阿托品疗效
有机氟类（氟乙酰胺、氟乙酸钠）	最好	对氟乙酰胺可用，对氟乙酸钠等改用0.5%~2%氯化钙溶液	不用	内服硫酸镁 25~30g	应用乙酰胺（解氟灵），24小时用量按0.1~0.3g/kg计，肌内注射，首次给总量的1/2，余量分两次同隔4小时肌内注射，成人首次用量为5~10g，10%葡萄糖钙10ml加入25%葡萄糖酸液中静脉缓注	抽搐时给苯巴比妥或地西泮	脑水肿用脱水剂；心肌损害用肌苷	如有心肌损害，则禁用葡萄糖酸钙

续表

中毒分类	急救主要措施							注意事项
	洗胃溶液			导泻剂	抢救主要用药	对症处理	并发症处理	
	清水或微温水	1:5000高锰酸钾	1%~2%碳酸氢钠					
有机汞类 氯化乙基汞（西力生）、醋酸苯汞（赛力散）、盐酸乙基汞（谷仁乐生）	可以用	不用	最好	不用	二巯基丁二酸钠：首次2g，以后每次1g，溶于10%葡萄糖液中静脉滴注，每天1~2次，用3~5天。二巯丙磺酸钠：首次0.25g，肌内注射，以后每4~6小时用0.1~0.2g，1~2日后每日1次，间隔4天为一疗程	脑水肿给脱水剂、吸氧，用冰帽，限制入水量	心肌炎给极化液，肝损害用肌苷等保肝	已有胃损害者，慎用解毒药物
无机砷类 砒霜、砷酸钙、亚砷酸钾	可以用	用活性炭混悬液	可用	慎用	二巯丙醇成人用150~200mg肌内注射，每4小时1次，第2天每6小时1次，第3天每日2次，共5~7天，脱水者输液及给钾	洗胃后服蛋清液、牛奶、活性炭等	有心肌损害者给极化液等	二巯丙醇应深部肌内注射，严禁静脉注射

续表

中毒分类		急救主要措施							注意事项
		洗胃溶液			导泻剂	抢救主要用药	对症处理	并发症处理	
		清水或微温水	1:5000高锰酸钾	1%~2%碳酸氢钠					
氰化物	氰化钾、氢氰酸、氰化钙等	最好	可以用	不用	不用	抢救药争分夺秒，用3%亚硝酸钠10~20ml静脉注射，速度为每分钟2~3ml，同时测血压，并用25%硫代硫酸钠50ml静脉注射；或用1%美蓝50~100ml静脉滴注，2~4小时重复	休克时强制给氧，人工换气制氧法	休克或窒息应在人工呼吸下吸入亚硝酸异戊酯，每分钟吸入15~30秒，可重复1~2次	氰化物能灭活呼吸酶，阻碍组织利用氧而引起死亡
灭鼠药	磷化锌	0.5%硫酸铜或1:5000高锰酸钾反复洗胃		禁用	硫酸钠	内服0.1%~0.2%硫酸铜液100ml，液状石蜡30~45ml	抗肺水肿	心肌损害者可限量及用极化液及维生素C等	禁用碘解磷定、氯解磷定，禁用硫酸镁
	安妥	最好	可用	可用	不用	对症疗法，输液加10%葡萄糖酸钙10ml。10%硫代硫酸钠静脉滴注	同磷化锌中毒	同磷化锌中毒	禁用碳酸氢钠洗胃，禁食脂肪性食物

续表

中毒分类		急救主要措施							
		洗胃溶液			导泻剂	抢救主要用药	对症处理	并发症处理	注意事项
		清水或微温水	1:5000高锰酸钾	1%~2%碳酸氢钠					
灭鼠药	敌鼠钠	最好	可用	禁用	硫酸钠	维生素K,10~20mg,静脉注射,每日2~4次,重者每日可用至120mg,至出血停止后减量	重者加用激素或输血	咯血者应坐防窒息	除生素K外,其他止血剂无效
除虫菊酯类	溴氰菊酯(又名敌杀死)、杀灭菊酯(又名速灭丁)等	最好	禁用	最好	不用	无特效药,抽搐时可用地西泮或苯巴比妥,也可静脉滴注三磷酸腺苷及维生素C	脑水肿用脱水剂	皮炎可用3%硼酸水湿敷	①及时洗胃,洗胃不能用热水,以免加速毒物吸收 ②反复洗胃,直至洗出液与进入液颜色一致并无味为止 ③昏迷者洗胃时应取左侧头低位,以免液体进入气管
急性酒精中毒		可用	不用	最好	不用	胰岛素8~20单位加于输液中静脉滴注,以加速酒精氧化。应用安替妥纳咖,尼可刹米交替注射,维生素B,肌内注射或静脉注射	呼吸困难者吸氧保肝	预防肺炎 排尿困难者导尿	

续表

中毒分类	洗胃溶液			急救主要措施				注意事项
	清水或微温水	1:5000高锰酸钾	1%~2%碳酸氢钠	导泻剂	抢救主要用药	对症处理	并发症处理	
巴比妥类中毒	最好	可用	不用	硫酸钠加活性炭	保持呼吸道通畅，输注5%碳酸氢钠100~200ml，如有昏迷可用苏醒剂贝美格50mg稀释于25%葡萄糖液内静脉注射，每3~5分钟注射1次，如不苏醒可用贝美格200~300mg稀释后静脉滴注	输注利尿剂	血压低时可用低分子右旋糖酐及间羟胺、多巴胺，脑水肿用脱水剂	
弱安定药中毒：甲丙氨酯、地西泮、氯氮䓬等	最好	可用	不用	硫酸钠加活性炭	治疗方法同巴比妥类中毒，昏迷者可用贝美格等药物，但应注意用量不可过大，否则易因抽搐而致呼吸衰竭，加重脑缺氧状态	输注利尿剂	血压低时可用低分子右旋糖酐及间羟胺、多巴胺，脑水肿用脱水剂	
食物中毒	最好	可用	不用	硫酸钠	静脉注射或口服四环素、氯霉素、磺胺嘧啶等，也可使用庆大霉素	腹痛用阿托品封闭足三里；吸氧	抗休克	

续表

中毒分类	急救主要措施							注意事项
	洗胃溶液			导泻剂	抢救主要用药	对症处理	并发症处理	
	清水或微温水	1:5000高锰酸钾	1%~2%碳酸氢钠					
亚硝酸盐中毒（肠原性青紫病）	最好	可用	不用	硫酸钠	输液，用1%亚甲蓝5~25ml静脉滴注（亚甲蓝按1~2mg/kg计），2小时后重复1次。输液中可加用大量维生素C	必要时吸氧及给予中枢兴奋剂	重者输血	

误服药物怎样急救处理

　　由于忙乱、粗心等原因导致吃错药、过量服药甚至误服毒物时，应首先弄清楚吃的是什么药或毒物，如果不清楚，就将装药品或毒物的瓶子及患者呕吐物，一同带往医院检查。然后根据误服药物或毒物的不同而采用相应的措施，积极进行自救与互救。

　　现场急救的主要内容是立即催吐及解毒。催吐的目的是尽量排出胃内的毒物，尽量减少毒物的吸收。对于误服安眠药的患者，可让其大量饮用温水，然后用手指伸入口内刺激咽部催吐。如此反复至少10次，直至吐出物澄清、无味为止。对于误服强酸强碱性化学液体的患者，不可给予清水及催吐急救，而应立即服用牛奶、豆浆、鸡蛋清，以减轻酸碱性液体对胃肠道的腐蚀。对有机磷农药中毒的患者，可让其喝下肥皂水反复催吐解毒。

温馨提示

已昏迷或者出现抽搐的患者，以及误服蜡、香蕉水、漂白剂、洗涤剂、石油、蓄电池液、碱、鞋油、去锈液、汽油、生石灰、亚铅化合物等的患者不能进行催吐，以防窒息发生。凡中毒者现场急救后，皆宜送医院急救，进行进一步的对症治疗。

22 药物如何进入体内——给药途径

临床常用的给药途径有哪些

临床常用的给药途径有多种，按主要特点大致可分为肠内给药和肠外给药两大类。

胃肠道给药 包括口服、舌下给药和直肠给药。

口服给药

口服给药是最常用，也是最安全、最方便、最经济的给药方法。但某些药物因本身的理化性质而吸收较差、对胃黏膜有刺激作用或因消化酶和胃酸等而被破坏，最终导致进入体内的药量减少，疗效降低；此外，食物对药物的吸收也有影响。

舌下给药

尽管口腔黏膜可用于吸收的表面积不大，但对某些药物来说，经口腔黏膜吸收有特殊意义。例如硝酸甘油在舌下吸收十分迅速，可迅速产生治疗效果。

直肠给药

在患儿呕吐或意识消失情况下，经常通过直肠给药。经直肠吸收的药物，约有50%不经过肝脏，可避免肝脏的首过效应。但直肠吸收往往不规则、不完全。

■　注射给药　包括静脉注射、肌内注射和皮下注射等。

静脉注射	肌内注射	皮下注射
把药液直接注入静脉血流中，可迅速准确获得希望的血药浓度，因而作用迅速。这是其他给药方法所不能达到的。但由于高浓度的药物迅速到达血浆和组织，增加了发生不良反应的可能性。	药液通过肌内注射吸收十分迅速，适用于油溶液和某些刺激性物质。	仅适用于对组织无刺激性的药物，否则可引起剧烈疼痛和组织坏死。皮下注射的吸收速率通常均匀而缓慢，因而作用持久。

■　呼吸道给药　气体或挥发性药物吸入后，由肺上皮和呼吸道黏膜吸收。由于肺泡表面积大，药物可经这一途径迅速进入血液循环。此外，药物的溶液可以经雾化以气雾剂形式吸入。对于肺部疾病可使药物直接作用于病变部位。主要缺点是药物剂量不好控制，用法较麻烦。

■ 经皮给药 很少有药物能迅速穿过完整的皮肤，但药物可经皮肤吸收，一般药效与其覆盖的表面积和药物的脂溶性成正比。虽然表皮有脂质屏障作用，但很多溶质能自由通过真皮，因此药物通过磨损、创伤或剥脱处皮肤产生的吸收作用要快得多。

温馨提示

应根据疾病的种类、严重程度，在医生的指导下选择适合的给药方法。一般而言，最经济、最常用的是口服给药法。应遵守的给药原则是：能口服者不肌内注射，能肌内注射者不静脉注射，慎用静脉滴注法（特别是中药注射剂），对急性感染宜选序贯疗法。

23　药物去哪儿了——药物的体内过程

？ 什么是药物的体内过程

药物通过不同的给药途径进入体内后将与人体发生相互作用。一方面药物作用于人体发挥药效，另一方面人体也不断地作用于药物，使其在体内转运和发生变化，包括吸收、分布、代谢和排泄，这一基本过程称为药物的体内过程。

？ 什么是药物吸收

吸收指药物从用药部位进入血液循环的过程。给药途径不同，吸收部位也不相同。

口服给药主要经胃肠消化道吸收；贴剂主要通过皮肤和黏膜吸收；小分子、挥发性的药物或气体可以通过肺泡上皮细胞迅速吸收；皮下或肌内注射主要经注射部位吸收；静脉注射给药直接进入血液，则没有吸收过程。

？ 影响药物吸收的因素有哪些

■　药物的理化性质可以影响药物吸收：**水溶性与脂溶性均**

差的药物很难被人体吸收。例如硫酸钡，由于其口服不溶解、不吸收，其停留在胃肠道内可吸收X射线而发挥显影作用，因此主要用作胃肠道造影剂。

- 吸收环境影响药物吸收： 口服给药时，药物的吸收与胃的排空、肠蠕动的快慢以及胃内容物的多少与性质有关。例如，油脂类食物可促进胆汁分泌，能促进脂溶性药物的吸收。因此灰黄霉素、酮康唑、辛伐他汀、非诺贝特等应在饭后服用。

什么是药物的分布

经过吸收入血的药物，会通过血液循环被转运至身体的不同部位，进入不同的组织、器官的细胞间液或细胞内液中去，这一过程称为药物的分布。绝大多数药物在体内的分布是不均匀的，在一些血管丰富、血流量大的器官（心脏、肝脏、肾脏）往往药物浓度较高。此外，一些药物与特异的组织或器官具有较大的亲和力，如碘在甲状腺的浓度较高。

什么是首过效应

首过效应是指某些口服药物经胃肠道吸收后，在通过肠黏膜及肝脏时，可被代谢灭活而使进入体循环的药量减少，药效降低。例如，硝酸甘油口服时首过效应可灭活约90%，因此需要舌下给药以避开首过效应，提高疗效。

什么是血脑屏障

人体的血液与大脑之间有一种选择性阻止各种物质由血进入大脑的屏障，称为血脑屏障。大分子或极性高的药物很难进入中枢神经系统，如季铵盐类药物氯化铵等。而脂溶性较高的药物则容易进入，如全身麻醉药。脑膜炎时，血脑屏障通透性增加，药物就容易进入中枢神经系统，如磺胺嘧啶能进入脑脊液，用于治疗流行性脑脊髓膜炎。

什么是胎盘屏障

将母体与胎儿血液分开的胎盘具有屏障作用，称为胎盘屏障。高脂溶性药物如全身麻醉药和巴比妥类药可从母体进入胎儿血液中。部分药物能进入胎儿循环，引起畸胎或对胎儿产生毒性，故孕妇禁用。

影响药物代谢的因素有哪些

进入人体的药物自身需要经过各种化学变化，如氧化、还原、中和、分解、结合等反应，这一系列过程称为药物代谢或生物转化。某些药物代谢后活化，但大部分的药物经过代谢后活性降低。

温馨提示

药物代谢主要在肝脏中进行，如果患者肝功能不全会影响药物代谢，造成药物作用时间延长、体内蓄积或毒性增加。

药物如何排出体外

进入体内的药物，无论是否被代谢，最终要经过肾脏、胆汁或其他排泄途径（唾液、汗液、乳汁、泪液及呼吸道）排出体外。

温馨提示

肾脏是药物排泄的重要器官，对于肾功能不全的患者，用药时应降低给药剂量或减少给药次数，尽量避免使用对肾脏有损害的药物（如磺胺类药物）。

由于药物可经乳汁排泄，因此哺乳期妇女应注意防止由于自身服药而间接造成的婴儿中毒。

为什么服药后尿液颜色变了

　　正常的尿液为淡黄色，随饮水量的改变其颜色深浅不同，有些药物能使尿液变色，属于正常。

　　能使尿液呈土黄色或棕色的药物，有呋喃妥英、扑疟喹啉、伯氨喹、磺胺类药物等；使尿液呈黄色的药物，有小檗碱、复合维生素B、四环素、维生素B$_2$等；使尿液呈橙黄色的药物，有利福平、磺胺嘧啶、复方大黄片等；使尿液呈红色的药物，有氨基比林、酚酞、苯琥胺、苯妥英钠等；使尿液呈蓝绿色的药物，有阿米替林、吲哚美辛、亚甲蓝等；使尿液呈棕色的药物，有氯喹、呋喃唑酮（痢特灵）等；使尿液呈暗黑色的药物，有左旋多巴、甲基多巴、甲硝唑（灭滴灵）等；使尿液呈棕黑色的药物，有非那西丁、喹啉及其衍生物等。

温馨提示

有些药物对肾脏有损害，服用后可引起血尿，如氯芬黄敏（感冒通）、磺胺类药物、四环素、华法林等，出现血尿应立即停药，排除药物与饮食因素，还应到医院检查。

为什么服药后粪便颜色变了

正常的大便为黄色，但服用某些药品后能引起大便颜色改变，这属于正常现象。

使大便变白的药物有抗酸剂（氢氧化铝等）；使大便变黄色或绿色的药物有蒽醌类（大黄等）、吲哚美辛（消炎痛）等；使大便变黑的药物，有具有收敛止泻和胃黏膜保护作用的铋制剂（枸橼酸铋钾、碱式硝酸铋、胶体果胶铋、胶体酒石酸铋钾等）、治疗贫血的亚铁盐（硫酸亚铁、富马酸亚铁、枸橼酸铁铵、乳酸亚铁等）以及用于吸附解毒止泻的药用炭；使大便变红的药物有利福平、恩波吡维铵（扑蛲灵）；使大便变泥土状、灰色的药物有胃肠道造影剂（硫酸钡）。

温馨提示

某些药物对胃肠道有刺激性，如阿司匹林、保泰松、羟基保泰松、华法林等，长期服用可造成消化道出血，出现便血、黑便或柏油样便。出现这类情况应立即停药，排除药物与饮食因素，还应到医院检查。

24　药物合并使用要当心

同时使用几种药物时，既容易造成重复用药，也容易发生药物间相互作用，其后果是不良反应的发生率增高。

例如，氨基糖苷类抗生素如庆大霉素、卡那霉素、阿米卡星、妥布霉素等用于治疗细菌感染的呼吸道疾病、肺炎及尿路感染。如果患者合用此类药物，会导致头痛、眩晕、听力减退、耳鸣、蛋白尿及血尿等不良反应加重。

风湿性关节炎患者使用吲哚美辛（消炎痛），如果合并使用阿司匹林，会导致关节痛反而加剧现象。原因是阿司匹林在肠内抑制了消炎痛的吸收，使其疗效降低。并且两药同属非甾体抗炎药，合并使用会加重药物对胃肠道的不良反应。

温馨提示

感冒药中通常都含有对乙酰氨基酚成分，感冒时同时服用两种甚至更多感冒药或抗生素，不仅不利于治疗，而且会对肝脏造成严重损害。

25 使用药物也讲究"天时"
——服药时间选择

高血压病何时服药最好

医学研究表明，人的血压在昼夜24小时内呈周期节律性变化。清晨醒来后，血压将呈现持续上升趋势，在上午9~11时达到高峰，然后逐渐下降，到下午3~6时又再次升高，随着夜幕来临，血压呈持续降低趋势。这"两高一低"的时间段是高血压的危险期。尤其是老年高血压患者，往往血管弹性减弱，血压自动调节能力减低，故夜间血压下降更为明显，血流缓慢，易诱发脑梗死。

短效降压药每日3次，应选择在高血压高峰出现前0.5~1小时给药效果较好。第一次服药应在清晨醒后即服，最后一次应选在下午6时之前。
长效控、缓释制剂每日只服用1次，也应选择在清晨醒后即服。这样既能使白天的血压得到较好控制，又不会造成夜间血压过低。

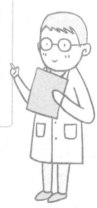

何时服用晕车药最佳

　　茶苯海明（晕海宁、乘晕宁）等晕车药最好在出发前0.5～1小时空腹服药，以缩短药物在胃内的排空时间，使药物尽快到达肠道吸收，以便在乘车、乘船、乘机时，体内药物达到有效浓度，有效防止晕动症的发生。如需要长时间旅行，可每隔4～6小时再服用1次。

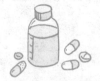

26 使用药物也讲究"人和" ——药物的心理效应

药物大多能产生两种效应：一为药物的生理效应，即药物本身对机体的药理作用。二为药物的心理效应，它可通过非生理作用，影响疾病进程。平时大家应该有同感，当心情舒畅时，吃什么都香，就算吃得多，消化仍很通畅。当心情烦闷时，胃口就不好，就算吃得不多，却难以消化导致胃部不适。这就是心理因素对食物代谢过程的影响所致。同样道理，药物在体内代谢过程也会受心理因素的影响。患者的精神和情绪直接影响药物的吸收、分布、代谢和排泄等过程，进而影响药物的疗效。

现已证实人群中除躯体疾病外，还有一类是以心理的失常和大脑皮质功能失常，致使皮质下相关功能失调所产生的一系列以功能性紊乱为特点的疾病。这类疾病除自觉症状外，常规检查没有阳性体征。积极的心理效应和良好的心情可提高机体的功能，如消化道分泌物增加、蠕动吸收加快，可使药物迅速到达靶器官而发挥效应；提高脑的机能，稳定呼吸、循环、内分泌、免疫、体温、代谢等功能，从而增加药物的生理效应。而忧郁、悲哀、恐惧、焦虑、愤怒等消极的心理效应可使患者产生应激性反应，如交感神经兴奋、内分泌紊乱、血管收缩、血压升高、血小板聚集、血黏滞性升高等，其结果将削弱药物的生理效应，甚至可加重或诱发病情。

患者对药物的信赖程度对药物的疗效也有影响。患者对药物信赖，可提高药物疗效，甚至能使某些无活性的药物起到一定的"治疗作用"，也就是俗称的"安慰剂"。患者如认为某药对其不起作用，服药依从性差，甚至采取不配合的态度，就会影响药物的治疗。可见，心理因素对药效的发挥与疾病的治疗影响很大。

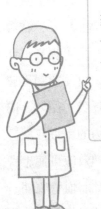

药物大多能产生两种效应：
一为药物的生理效应，即药物本身对机体的药理作用。
二为药物的心理效应，它可通过非生理作用，影响疾病进程。

27 特殊人群用药特点

什么是用药特殊人群

　　同样药物以相同的剂量作用于不同人群时，产生的结果有时是完全不一样的，即所谓的个体差异。特殊人群主要包括老年人、儿童、妊娠期和哺乳期妇女，以及肝、肾功能不全等患者。这部分人群自身的生理特点与病理变化会影响药物在体内的过程，易产生不同的药物效应和不良反应。

老年人用药特点

　　年龄影响　60岁以上的老年人的生理功能已逐步减退，包括体质、体力、免疫力、吸收排泄、器官代偿适应能力、解毒能力等的下降，以及血液循环、细胞膜与血管通透性、水与盐类的代谢、神经与内分泌等活动能力的降低。因此对药物的耐受性相应也较差。

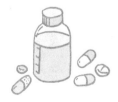

药物在老年人体内的过程与青壮年具有很大差异

药物吸收　老年人胃黏膜细胞减少，消化道运动功能降低等可影响口服药物的吸收而降低疗效。

药物的分布　老年人体内水、肌肉组织、血浆蛋白随年龄增长而减少，会引起药物在体内的分布变化。因此，老年人用药剂量和次数应低于青壮年。

药物代谢　肝脏中药物代谢酶的生成与活性随年龄增长而降低。药物不易代谢排出体外而产生蓄积，是老年人对药物敏感性增强和容易发生毒性反应的重要原因。

药物排泄　80岁以上老年人肾单元仅为青年人的1/3，肌酐清除率降至青年人的1/3以下，因而使药物的排泄受到限制，同样也会容易产生体内药物蓄积。

- 联合用药　老年人常身患多病，常联合多种药物使用。据调查，75岁以上的患者每日用药3~4种者约占34%。因此发生药物不良反应的概率也较大。
- 心理因素　老年人心理上也容易出现衰老状态。

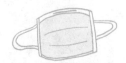

小儿用药特点

婴幼儿和儿童处在生长发育期，新陈代谢旺盛，吸收和排泄都比较快。同时神经系统、内分泌系统及许多脏器发育不完善，肝、肾的解毒与排毒功能以及血脑屏障作用不健全。由于小儿生理特点与成人不同，即使按照体重给药，所产生的药物反应也不同于成人。早产儿代谢作用更不成熟，更容易发生药物过量危险。因此小儿用药的选择及其剂量的掌握要求十分严格。

妊娠期及哺乳期妇女用药特点

妊娠期 由于胎儿生长发育的需要，孕产妇体内各系统发生一系列适应性的生理变化，导致药物在孕产妇体内吸收、分布、代谢、排泄均产生不同程度的改变。

孕产妇患感染性疾病或缺氧常能破坏胎盘屏障，正常情况下不易通过胎盘的药物此时将变得容易通过。药物经胎盘屏障转运至胎儿体内，并可进入羊水中被胎儿吞咽，经消化入血，最后排泄入羊水中又可被胎儿再次吞咽，造成羊水肠道循环。因此，容易造成药物蓄积而损害胎儿健康。

怀孕12周内是胎儿重要器官形成的关键时期，是药物致畸最敏感的时期，极易造成婴儿先天缺陷。妊娠中晚期胎儿对药物的反应与婴幼儿和儿童用药特点相似，药物可对胎儿生殖系统与神经系统产生影响。孕妇在怀孕最后1周用药应特别注意，以免在分娩时产生不良反应。

■　**哺乳期**　母乳是婴儿最理想的营养品，因此世界卫生组织大力倡导母乳喂养。但多数药物也可以通过乳腺从乳汁中排出进入新生儿体内，对其造成影响。因此，哺乳期妇女应尽可能减少药物的服用或服用较安全的药物。由于人乳是持续产生的，服用药物后，应间隔一段时间，尽量待药物代谢后再哺乳（药物代谢所需时间由药物本身性质所决定，具体须咨询临床医师或药师）。如果所用该药物对婴儿影响较大，则应停止哺乳，采用人工喂养。

肝功能不全患者用药

肝脏是许多药物代谢的主要场所，当肝功能不全时，药物代谢必然受到影响，药物生物转化减慢，血中游离型药物增多，从而影响药物的效应并增加毒性。因此，肝功能不全患者必须减少用药剂量及用药次数，特别是给予肝毒性的药物时更需慎重。

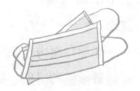

肝功能不全患者用药原则

① 避免或减少使用对肝脏毒性大的药物，选用对肝脏无毒性或毒性较小的药物。
② 注意药物相互作用，特别应避免肝毒性的药物合用。
③ 肝功能不全而肾功能正常的患者可选用对肝脏毒性小，并从肾脏排泄的药物。
④ 开始用药时宜小剂量，必要时进行血药浓度监测，做到给药方案个体化。

肝功能不全患者抗菌药物的选择

① **可按正常剂量使用的抗菌药物**　无明显肝毒性，可按正常剂量使用的药物有：青霉素、头孢唑林、头孢他啶、氨基糖苷类、多黏菌素类、万古霉素、单环菌素类、碳青霉烯类。
② **需减量慎用的抗菌药物**　有肝病时清除减少或偶有肝毒性，需减量慎用的药物有：阿洛西林、美洛西林、哌拉西林、头孢噻吩、头孢噻肟、红霉素、克林霉素、林可霉素、氟喹诺酮类、氟胞嘧啶。
③ **避免使用的抗菌药物**　肝病时代谢减少而致其他系统毒性或具肝毒性，应避免使用的药物有：四环素、土霉素、氯霉素、红霉素酯化物、磺胺药、酮康唑、咪康唑、利福平、异烟肼。
④ **禁用的抗菌药物**　两性霉素 B（有肝毒性，可致黄疸）。

肾功能不全患者用药

　　肾脏是许多药物及其代谢物排泄的主要器官，当肾功能不全时，肾脏排泄药物的能力大为减弱，主要经肾脏排泄的药物消除减慢，影响药物的疗效并增加毒性，此时必须酌减用药剂量及用药次数，特别是给予肾毒性的药物时更需慎用。

肾功能不全患者用药原则

① 避免或减少使用对肾脏毒性大的药物，应选用无肾毒性或肾毒性较小的药物。
② 注意药物相互作用，特别应避免肾毒性的药物合用。
③ 肾功能不全而肝功能正常者可选用双通道排泄的药物。
④ 根据肾功能情况调整用药剂量和给药间隔时间，必要时进行血药浓度监测，设计个体化给药方案。

肾功能不全时给药方案的调整方法

①**减少用药剂量**　肾功能不全时药物排泄减少，对于主要由肾脏清除的药物应减少剂量。可先给予正常的首次剂量，然后根据肾衰竭程度按正常间隔时间给予较小的维持量，计算公式如下：

$$肾衰时药物维持量 = \frac{正常时血肌酐浓度}{肾衰时血肌酐浓度} \times 正常时药物维持量$$

正常时血肌酐浓度以1.3mg/dl计。

该法药物的有效浓度可维持较长的时间，药效优于延长用药间隔时间法。但该法不适于血肌酐浓度大于10mg/dl、肾功能严重损害的患者，此时即使每次给予较小的剂量，也可能达到中毒水平。

②延长用药间隔时间 对于主要经肾脏排泄的药物，每次用药剂量不变，至延长用药间隔时间也可以维持药效，间隔时间可如下推算：

$$肾衰时用药间隔时间 = \frac{肾衰时血肌酐浓度}{正常时血肌酐浓度} \times 正常给药间隔时间$$

肾衰竭时用药间隔时间较长，药物血液浓度波动较大，维持有效血浓度时间短而影响药效。

③根据肾功能试验调整用药剂量 肾功能试验可反映肾损害程度，在肾功能轻、中和重度损害时，将每日剂量分别减为原正常用量的1/2 ~ 2/3、1/5 ~ 1/2和1/10 ~ 1/5。肾功能损害程度参考值（见表），其中内生肌酐清除率最具参考价值。

肾功能损害程度参考值

肾功能试验	正常值	肾功能损害程度		
		轻度	中度	重度
内生肌酐清除率（ml/s）	1.503~2.004	0.835~1.336	0.167~0.835	<0.167
血肌酐（μmol/L）	53~106	133~137	177~442	>442
血尿素氮（mmol/L）	2.5~6.4	7.1~12.5	12.5~21.4	>21.4

④根据血药浓度监测结果制定个体化给药方案 对于肾毒性大的药物如氨基糖苷类抗生素、万古霉素、去甲万古霉素、氯霉素等，可进行血药浓度监测，并根据监测结果确定用药剂量及用药间隔时间，制定个体化给药方案。

肾功能不全患者抗菌药物的选择

① 可按正常剂量或略减剂量使用的抗菌药物

阿莫西林、氨苄西林、美洛西林、哌拉西林、头孢噻肟、头孢哌酮、头孢曲松、红霉素、氯霉素、磷霉素、多西环素、林可霉素类、利福霉素类、环丙沙星、甲硝唑、酮康唑、异烟肼、乙胺丁醇。

② 可选用但剂量需中等度减少的抗菌药物

青霉素、阿洛西林、羧苄西林、头孢噻吩、头孢氯苄、头孢唑啉、头孢拉定、头孢孟多、头孢呋辛、头孢西丁、头孢他啶、头孢唑肟、头孢吡肟、拉氧头孢、氨曲南、亚胺培南、氧氟沙星、磺胺甲噁唑、甲氧苄啶。

③ 避免应用，必须应用时进行血药浓度监测并显著减量使用的抗菌药物

庆大霉素、卡那霉素、妥布霉素、阿米卡星、奈替米星、链霉素、万古霉素、替考拉宁、两性霉素B、氟胞嘧啶。

④ 禁用的抗菌药物

四环素、呋喃妥因、萘啶酸。

28 "水能载舟，亦能覆舟" ——药品不良反应与药源性疾病

是药三分毒——常见的药品不良反应有哪些

药品不良反应是指药品在预防、诊断、治病或调节生理功能的正常用法用量下，出现的与用药目的无关的或意外的有害反应。药品的不良反应主要如下。

副作用	指药物在正常用量时所发生的与治疗作用无关的不良反应。如麻黄碱用于止喘，但同时能兴奋中枢神经，引起失眠等副作用；阿托品用于解痉时，同时能引起口干、视觉模糊等副作用
过敏反应	一些特殊体质的患者用药时出现的一些特殊反应，轻者出现皮疹、药物热等，重者则可出现休克，甚至引起死亡。多见于抗生素（如青霉素、链霉素、庆大霉素、氯霉素等）和生物制品（如破伤风抗毒素各种疫苗等）
毒性反应	由于患者对药物的敏感性增加，在治疗量时出现过强的药理作用，所造成的功能或器质性损伤。如服用磺胺类药物引起的皮炎皮疹、皮肤瘙痒、血管神经水肿等
后遗效应	如长期使用安定类镇静催眠药治疗失眠症，次日引起的昏睡感
成瘾性与依赖性	长期服用吗啡、可待因等会使机体产生严重依赖性和耐受性，停药后可出现戒断症状
致畸作用	主要由于孕妇在怀孕期间因用药不当造成的，因此很多药物特别注明孕妇慎用
致癌作用	由于药物或药物代谢产物诱发的机体组织癌变

《中华人民共和国药品管理法》

（全国人大第十三届十二会议于2019年8月26日修订通过，2019年8月26日公布，自2019年12月1日起施行。）

　　第八十一条　药品上市许可持有人、药品生产企业、药品经营企业和医疗机构应当经常考察本单位所生产、经营、使用的药品质量、疗效和不良反应。发现疑似不良反应的，应当及时向药品监督管理部门和卫生健康主管部门报告。具体办法由国务院药品监督管理部门会同国务院卫生健康主管部门制定。

　　对已确认发生严重不良反应的药品，由国务院药品监督管理部门或者省、自治区、直辖市人民政府药品监督管理部门根据实际情况采取停止生产、销售、使用等紧急控制措施，并应当在五日内组织鉴定，自鉴定结论作出之日起十五日内依法作出行政处理决定。

什么是药源性疾病

　　药品不仅是"治病"的重要武器，也是"致病"的重要因素。我国近几年发生的"克林霉素磷酸酯注射液（欣弗）"事件、云南"刺五加注射液"事件、黑龙江"双黄连注射剂"事件等药害事件，所暴露的药品安全性问题引起了社会的广泛关注与有关部门的高度重视，也使我们对药源性疾病的危害有了充分认识。药源性疾病是指在防治疾病过程中，所用药物因药物（或其代谢物）本身的作用、药物相互作用以及药物使用引起人体器官或组织发生功能性或器质性损害而出现各种临床症状与体征的疾病。其不仅包括以上谈到的"正常剂量正常用法下"出现的药品不良反应，还包括因误用、超剂量应用等用药错误导致的疾病。药源性疾病除了可累及肝脏、肾脏、心脏、肺等重要器官，还包括过敏反应、血液病、眼损害、耳损害、神经损害、生殖功能损害以及营养不良等。

引起肝、肾损害的常见药物有哪些

肝脏可以比作人体的解毒工厂，而肾脏相当于人体的排毒工厂。因此，药物在治疗疾病的同时对人体自身健康的损害主要体现在肝脏和肾脏。

能引起肝损害的常见药物

◎解热镇痛药：对乙酰氨基酚、保泰松等。

◎抗结核药：利福平、异烟肼、乙胺丁醇、吡嗪酰胺等。

◎抗菌药：红霉素、呋喃妥因、四环素等。

◎降糖药：格列本脲（优降糖）、格列喹酮（糖适平）等。

◎内分泌用药：口服避孕药、甲睾酮、蛋白同化激素、抗甲状腺药物等。

◎抗肿瘤药：硫唑嘌呤、甲氨蝶呤、5-氟尿嘧啶、6-巯基嘌呤等。

◎精神类疾病用药：氯丙嗪、三氟拉嗪、地西泮（安定）、奋乃静等。

◎麻醉用药：氟烷、氯仿、甲氧氟烷等。

◎中草药：黄药子、麻黄、苦楝（川楝子）、苍耳子、关木通、菊三七、鱼胆、青黛、雷公藤、小柴胡汤等。

能导致肾损害的常见药物

◎抗菌药：两性霉素B、新霉素、庆大霉素、卡那霉素、链霉素、多黏菌素、万古霉素、四环素、磺胺等。

◎抗结核药：利福平、对氨基水杨酸钠、乙胺丁醇等。

◎解热镇痛药：阿司匹林、非那西丁、布洛芬、保泰松、吲哚美辛（消炎痛）、吡罗昔康（炎痛喜康）等，长期大剂量服用此类药物可导致肾损害。

◎造影剂：血管造影、增强CT造影、静脉尿路造影中使用的造影剂，可因其高渗性而发生急性肾衰竭，常见于肾功能不全、糖尿病、高血压病或年老、脱水的患者。

◎抗癫痫药：三甲双酮、苯妥英钠等。

◎利尿药：汞利尿药、噻嗪类利尿药（氢氯噻嗪）、渗透性利尿剂（甘露醇）。

◎抗肿瘤药：顺铂、丝裂霉素等。

◎中草药：雷公藤、关木通等，若过量应用可导致急性肾衰竭。

引起过敏反应的常见药物有哪些

药物过敏是指药物或其代谢产物作为变应原或复合抗原引发的免疫介导型反应。其症状出现的时间和反应持续时间因人而异，快者几秒钟或几分钟内就可以出现，慢者在用药后1小时才出现，而大多数则出现在用药后30分钟左右。轻者出现皮疹、药物热等，严重者可出现过敏性休克，其症状严重程度与抗原进入量、进入途径以及机体反应性等有关。据统计，注射给药比口服给药更易发生过敏性休克。可引起过敏性休克的药物中，抗菌药物占绝大多数，如β-内酰胺类抗生素、链霉素等；此外还包括麻醉药、神经肌肉阻滞药、激素、非甾体抗炎药、血清制剂、疫苗、放射造影剂、碘化物等。

　　对于易引起过敏的药物，在给药前必须严格按照说明书要求进行药物过敏试验，且一切过敏试验都应在严密观察及急救设备齐全的情况下进行。

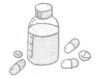

29　药品与医疗器械

医疗器械与药品的区别在哪里

　　医疗器械不同于药品，是指直接或者间接用于人体的仪器、设备、器具、体外诊断试剂及校准物、材料以及其他类似或者相关的物品，包括所需要的计算机软件；其效用主要通过物理等方式获得，不是通过药理学、免疫学或者代谢的方式获得，或者虽然有这些方式参与但是只起辅助作用。

使用医疗器械的目的

◎对疾病的诊断、预防、监护、治疗或者缓解。

◎对损伤的诊断、监护、治疗、缓解或者功能补偿。

◎对生理结构或者生理过程的检验、替代、调节或者支持。

◎对生命的支持或者维持。

◎妊娠控制。

◎通过对来自人体的样本进行检查，为医疗或者诊断目的提供信息。

医疗器械分为哪几类

国家对医疗器械按照风险程度实行分类管理。

第一类是风险程度低，实行常规管理可以保证其安全、有效的医疗器械。

一类医疗器械由设区的市级人民政府药品监督管理部门实行备案管理。例如外科用手术器械（刀、剪、钳、镊、钩）、（中医用）刮痧板、医用X光胶片、橡皮膏、透气胶带、手术衣、手术帽、检查手套、纱布、绷带、引流袋等。

第二类是具有中度风险，需要严格控制管理以保证其安全、有效的医疗器械。

二类医疗器械由省、自治区、直辖市人民政府药品监督管理部门审查批准，批准后发给医疗器械注册证。例如医用缝合针、血压计、体温计、助听器、制氧机、避孕套、针灸针、心电诊断仪器、显微镜、光学内窥镜、便携式超声诊断仪、生化分析系统、助听器、超声消毒设备、不可吸收缝合线等。

第三类是具有较高风险，需要采取特别措施严格控制管理以保证其安全、有效的医疗器械。

三类医疗器械必须由国务院药品监督管理部门审查批准，批准后发给医疗器械注册证。例如植入式心脏起搏器、体外震波碎石机、患者有创监护系统、角膜接触镜、人工晶体、有创内窥镜、超声手术刀、彩色超声成像设备、激光手术设备、医用磁共振成像设备、CT设备、医用高能设备、X线治疗设备、血液透析装置、呼吸麻醉设备、一次性使用无菌注射器、一次性使用输液器、输血器等。

如何识别医疗器械注册号

医疗器械注册证格式由原国家食品药品监督管理总局统一制定。注册证编号的编排方式为：×1械注×2×××3×4××5×××6。

×1为注册审批部门所在地的简称：境内第三类医疗器械，进口第二类、第三类医疗器械为"国"字；境内第二类医疗器械为注册审批部门所在地省、自治区、直辖市简称。

×2为注册形式："准"字适用于境内医疗器械；"进"字适用于进口医疗器械；"许"字适用于台湾、香港、澳门地区的医疗器械。

×××3为首次注册年份。

×4为产品管理类别。

××5为产品分类编码。

×××6为首次注册流水号。

30 保健食品是药品还是食品

保健食品不同于药品，具体如下。

批准文号不同

药品批准文号为国药准字；国产保健食品批准文号格式为：国食健注G+4位年代号+4位顺序号，进口保健食品批准文号格式为：国食健注J+4位年代号+4位顺序号。

疗效不同

药品有严格的适应症，治疗疾病有一定的疗效，不良反应明确；保健食品具有调节机体的功能，没有明确的治疗作用，一般对人体不会产生急性、亚急性或慢性危害。

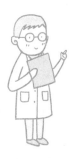

生产环境与质量标准不同

药品必须在制药厂生产，空气的清洁度、无菌标准、生产管理等必须符合 GMP要求（《药品生产质量管理规范》），原辅料及产成品的质量必须符合《中华人民共和国药典》标准。保健食品则没有这方面的强制规定，但是也要通过安全性毒理学试验、功能学试验、功效成分或标志性成分检测、卫生学试验、稳定性试验等检测。

温馨提示

"小蓝帽"是国家卫生行政管理部门或国家食品监督管理部门正规批准的保健品，是保健食品的统一标志。带有小蓝帽的健字号保健品，是经过临床验证的。没有"小蓝帽"的均是普通营养食品而已，保健功效不能确定。

31 "药妆"属于药品还是化妆品 ——我国没有"药妆品"概念

"药妆"是一种宣称结合了化妆品与药品双重身份的"医学专业护肤品"。过去很长一段时间，为获取消费者好感，不少化妆品企业打"擦边球"，创造出"药妆品"概念。可是，你知道吗？我国并没有"药妆品"的概念。

2019年1月10日，国家药品监督管理局官网发布《化妆品监督管理常见问题解答（一）》（以下简称《问题解答》），明确指出，不但是我国，世界大多数的国家在法规层面均不存在"药妆品"的概念。避免化妆品和药品概念的混淆，是世界各国（地区）化妆品监管部门的普遍共识。部分国家的药品或医药部外品类别中，有些产品同时具有化妆品的使用目的，但这类产品应符合药品或医药部外品的监管法规要求，不存在单纯依照化妆品管理的"药妆品"。

我国化妆品监管法规明确规定，化妆品标签"禁止标注明示或者暗示具有医疗作用的内容"；化妆品广告"不得明示或者暗示产品具有医疗作用，不得含有虚假或者引人误解的内容，不得欺骗、误导消费者"。宣称"药妆""医学护肤品"等"药妆品"概念的，属于违法行为。

《问题解答》发布后，《中国医药报》等媒体聚焦宣称"药妆"行为进行舆论监督，淘宝网、京东、苏宁易购等电商平台纷纷下架违规产品。监管部门厘清了药品和化妆品之间的界限，对化妆品监管的科学态度，对肃清行业乱象，确保公众用妆安全、确保化妆品产业健康发展发挥了积极作用。

《化妆品监督管理条例》

（国务院第77次常务会议2020年1月3日通过，2020年6月29日公布，自2021年1月1日起施行。）

第三十七条　化妆品标签禁止标注下列内容：

（一）明示或者暗示具有医疗作用的内容；

（二）虚假或者引人误解的内容；

（三）违反社会公序良俗的内容；

（四）法律、行政法规禁止标注的其他内容。

第四十三条　化妆品广告的内容应当真实、合法。

化妆品广告不得明示或者暗示产品具有医疗作用，不得含有虚假或者引人误解的内容，不得欺骗、误导消费者。

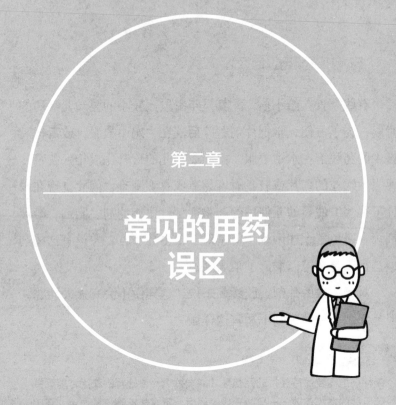

第二章

常见的用药
误区

1　用药方法有讲究，服用不当疗效差

药片掰开服用没问题吗

有些家长在给小孩，尤其是年龄段比较小的婴幼儿喂药的时候，为了方便，常把片剂磨碎后混在牛奶中喂服，或者把胶囊中的药粒溶在水中喂服。由于婴幼儿的食管比成年人狭窄，吞服大颗粒的药片或胶囊时容易造成吞咽困难，因此，现在设计了很多方便婴幼儿使用的药物剂型，比如冲剂、滴剂、溶液剂等，避免了上述困难。但是对于很多药而言，并没有这些剂型，是不是都可以磨碎了喂服呢？

对于一般的片剂、胶囊剂来说，这样做不会有太大问题，但是下面几种情况则不适宜这样做。

缓释片或控释片

这种剂型需要保持药片的完整性才能发挥缓释或控释的作用，能够持续平稳的发挥药效，一旦掰开或磨碎后，不仅起不到这种作用，还因为药物突然释放，浓度在短时间突然增加而产生毒性。

肠溶制剂

有些药物对胃肠道有刺激性，有些药物在胃酸环境中会丧失药效，为了避免这两种情况，这些药就被做成肠溶片或肠溶胶囊，很明显，这些药也不能掰开服用。

胶囊、包衣片

有些药物本身的味道难闻或者很苦，做成胶囊或者包衣片，能覆盖这种味道，容易吞咽。如果掰开，小孩可能就会产生吃药的恐惧感。

当然，有些药物是要求嚼碎服用的，目的是为了药物能尽快释放，发挥作用，例如助消化的乳酸菌素和干酵母，嚼碎服用可以使其尽可能在胃内容物中均匀分布，增加助消化作用；又如抗酸药硫糖铝、铝碳酸镁等，适合饭前半小时或胃痛发作时嚼碎服用，药物经咀嚼后覆盖在消化道黏膜上形成保护膜，使得炎症或溃疡的黏膜能尽快愈合。此外，有些药片中间设计了一字或十字的刻痕，这样的药就可以放心地按照刻痕掰开服用。

茶水饮料都可送服药吗

口服用药应该用白开水送服，而不适宜用茶水、果汁、咖啡、牛奶、豆浆等饮料。

茶水

茶水中含有咖啡因、茶碱、鞣酸等成分，鞣酸可以使一些含金属离子的药物（如铁剂、钙剂等）产生沉淀，不仅降低疗效，还会引起胃部不适；各种酶制剂如多酶片、胃蛋白酶等与茶叶中的鞣酸结合生成鞣酸蛋白而失去疗效；茶碱为偏碱性物质，可使一些偏酸性的药物药效降低；咖啡因具有兴奋中枢、强心和利尿作用，如果送服镇静、催眠和中枢抑制剂时，作用则会相抵消。

果汁	有些果汁中含有维生素C，它具有酸性和氧化还原作用，可使红霉素的作用明显降低，其他易受到影响的药物包括庆大霉素、华法林、阿司匹林、氯丙嗪等；有些果汁含有西柚成分，西柚汁可以抑制体内代谢酶的活性，增强环孢霉素、尼卡地平、咪达唑仑等药物的吸收，导致药物在血液中的浓度升高，不良反应增强。
牛奶	牛奶与药物同时服用，牛奶可以在药物和胃黏膜表面形成一层薄膜，影响药物的吸收；牛奶还可与部分药物发生物理或化学反应，例如牛奶中的钙、磷等容易和中药中的有机物质发生化学反应，生成难溶性的化合物；牛奶中的蛋白质可与葡萄糖酸钙等药物形成凝块，影响吸收并且加重胃肠道的负担；牛奶与洋地黄、地高辛等强心剂同服时，牛奶中含有的钙能增强药物的毒性，导致药物蓄积中毒。

送服药物只需少量水即可吗

口服药物有几种服用方法：嚼服、吞服、冲服、含服等。大部分的药物都需要吞服和冲服，服用时一般需要喝200~300毫升的水。

有些患者服药时不重视水的作用，喜欢干咽或者喝很少量的水，觉得药片没有卡在喉咙就可以了。事实上，服药时，水既有保护和润滑食道的作用，又能加速药物在胃里的溶解，促进吸收，同时可以加速药物的排泄，减少对肾脏的毒副作用。

■ 食管黏膜损伤　对于有些药物而言，如果饮水量不够，药物可能不能马上到达胃内，在食管中溶化或黏附在食管壁上停留时间过长，造成食管黏膜损伤，甚至发生溃疡；尤其是胶囊中的明胶成分，被唾液润湿后更容易黏附在食管上。目前为止报道有70多种药物能引起食管黏膜损伤，50%以上为口服抗生素，如四环素、林可霉素等，其余常见药物有甾体或非甾体类抗炎药（如阿司匹林）、氯化钾、硫酸亚铁、奎尼丁。引起食管黏膜损伤的药物有的有较强的酸性或碱性，有的本身有细胞毒性，可直接作用于食管导致损伤。食管受到损伤后，可以表现为胸骨后疼痛、吞咽痛、吞咽困难、上腹部不适等症状。如果平时服药不注意饮水，又出现上述症状，就应当心是不是食管受损了。

肾脏损伤　很多药物在经肾脏排泄的时候会造成肾脏损伤，或者是直接损伤肾脏细胞，或者是代谢时在尿液中析出结晶。如磺胺类药物、利福平、阿司匹林、氢氯噻嗪、西咪替丁等，这些药物服用时更需大量饮水，或者同时服用一些可以碱化尿液的药物如碳酸氢钠等。当然，有些药物为了达到一定的浓度，用水量不宜过多，例如蒙脱石散剂（思密达），每小包用水量为50毫升，使药物与胃黏膜有良好的接触，取得最佳疗效。

服药后能立即躺下休息吗

上面说到服药用水量与食管损伤相关，此外，服药姿势与食管损伤也有关系。躺着服药或服药后立即睡觉是造成药源性食管损伤的原因之一。曾有人做过一个实验，对119例住院患者进行双盲试验，对不同姿势的服药方法进行跟踪观察，并对服用钡剂的患者进行X线检查。结果显示，站着、用100毫升温水送服药物的45例患者，药物5秒内均送达胃内；坐着、用同量的温水送服的40例患者，药物10秒到达胃内；卧位服药、用200毫升温水送服的34例患者，药物30秒后尚不能完全到胃内，仍有部分药物黏附在食管壁上。可见服药姿势的重要性。

因此，推荐的正确服药姿势为站立位或坐位服药，服药后不要立即躺卧，最好站立或走动几分钟，以便药物完全进入胃内。对于卧床患者，如果病情不允许采取坐位或立位，可以升高床头或垫高枕头增加倾斜度，加速药物通过食管，防止在食管中的滞留。

由于婴幼儿的食管比成年人狭窄，吞服大颗粒的药片或胶囊时容易造成吞咽困难，因此，现在制药公司设计了很多方便婴幼儿使用的药物剂型，比如冲剂、滴剂、溶液剂等，避免了上述困难。

② 药品都需冷藏贮存吗

　　大部分的药品适宜在阴凉的环境下贮存，尤其是夏天要注意给药品"避暑"。不过在放入冰箱前需要看清说明书上的标示，不同的药品适宜的贮存温度不一样，药品的贮存温度有下列几种情况：常温（10℃~30℃）、阴凉（不超过20℃）、冷处（2℃~10℃）、冷冻（0℃以下）。

　　一般家庭贮存片剂、胶囊剂、颗粒剂等，在室温下就可以了；但如果室内温度过高，为防止胶囊剂的囊壳受热变形、防止片剂的糖衣融化、防止颗粒剂中的糖分变质等，就需要将

> **温馨提示**
>
> 不是所有的药品都适合冷藏保存，糖浆类药品（止咳糖浆等）在过低的温度下，药物或糖分会析出，导致浓度不准确；外用的乳膏剂在过低的温度下会导致油水分层，影响膏剂的均匀性和药效。放入冰箱贮存的药物要注意防潮，容易吸潮的药品，放入冰箱前应密封或同时封入防潮剂。极少部分的药品需要冷冻贮存，例如珂立苏（注射用牛肺表面活性剂）等。

其放入冰箱冷藏。栓剂会因温度过高而软化甚至变形，导致不易使用，在夏季高温时也适合放入冰箱冷藏。

　　需要始终在冷处贮存的（包括运输携带的时候）药品主要以生物制剂为主，比如人血白蛋白、各类疫苗、免疫球蛋白、胰岛素等等。此外，头孢哌酮钠、口服双歧杆菌活菌制剂（丽珠肠乐）、三联活菌散剂（培菲康）等也需冷处贮存。贮存的时候需要关注冰箱温度，防止降至2℃以下，导致液体冷冻而失效。

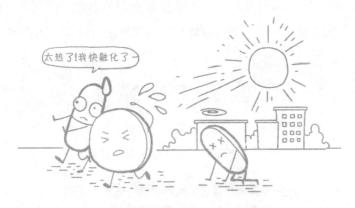

药品的有效期并不是绝对的，而是有条件限制的。

3 对症下药准没错吗

咳嗽止咳、腹泻止泻、呕吐止吐、发热降温似乎是合情合理的事。然而，症状是疾病的表现，同时也是保护人体的一种防御反应，因此对症下药并不是完全正确。

> ## 咳嗽
>
> 止咳先化痰，无痰是关键。咳嗽可将气管内的痰及异物排出体外，是一种保护性反射，尤其是有痰的咳嗽，对炎性分泌物及异物排出有积极作用。如果一发生咳嗽就用止咳药物，则不利于炎症的消除。当然，无痰干咳的时候，为了消除症状，需用镇咳药，其中，中枢性止咳药适用于剧烈的无痰干咳患者。

> ## 呕吐
>
> 某些对胃有刺激性的物质、有毒有害物质、变质的食品、有害的微生物及毒素等进入胃内可引起呕吐，人体借呕吐行为将有害物质排出。呕吐亦是一种保护性动作，若此时采用止吐药物，无疑不利于有害物质的排出，而使其滞留体内。频繁呕吐会导致脱水，此时应在医师指导下使用止吐药，并进行补液以纠正水、电解质的紊乱。

腹泻

腹泻主要是肠运动和分泌功能失调，多由细菌或病毒感染、饮食不慎、食物中毒导致。开始时腹泻是一种保护性反应，这种腹泻会将有毒和刺激性物质排出体外，所以不能马上服用止泻药。若较长时间的频繁腹泻则应当考虑适当使用止泻药物。

腹痛

腹痛是一种很常见的症状，而其原因常不易确诊。在许多情况下，腹痛是腹部疾病的主要或唯一症状，诊断则要根据疼痛的部位、性质、部位变化和疼痛发展过程中脏器功能症状等观察与判断。如果过早使用止痛药物，疼痛会因药物的作用而消失，最终掩盖引起疼痛的疾病的临床表现。胃和十二指肠溃疡病、肠梗阻、胆结石、胆囊炎、阑尾炎等急腹症都以腹痛为主要表现，如应用止痛药物可使疼痛缓解，但炎症仍然存在，进而可能发生脏器穿孔、腹膜炎等。因此，发生腹痛必须确诊后再进行治疗。

发热

发热有两方面的意义：一方面，发热是对致热因素的一种适应性反应，是一种抗病措施。例如，发热时白细胞吞噬细菌机能增强，人体具有一定的反应能力和抵御能力。如果在发热时，开始就用退热药，不仅对机体不利，对治疗疾病也不利。如患伤寒时用退热剂，可加速及加重肠壁淋巴组织的坏死。流行性出血热早期用退热药，可加重病情。但是另一方面，发热超过一定程度，就会严重影响人体代谢，引起消化功能、中枢神经系统功能紊乱，超过40℃可引起脏器细胞损害甚至危及生命。因此，当体温超过38.5℃时，应该立即采取退热措施。

4 服药可以"想停就停"吗

合理停药也是合理用药的重要组成部分。有些患者认为症状好转，就随意停药，而不是按照医生制定的疗程停药，就可能造成疾病的复发或者更严重的不良后果。在一些情况下，当药物已经达到预期的治疗目标时，就可以及时停药了，例如消除感冒症状的感冒药，只能消除咳嗽、发热、流涕等表面症状，不能治本；或者是止痛药，也是消除疼痛症状，并不能治疗引起疼痛的根本原因，这样的药品在症状或消除后，就可以停止服用了。

服用下列药物不能擅自停药，否则容易引发不良后果。

抗生素

有些患者不按医嘱按时按量服药，或者怕抗生素久用使细菌产生耐药性，在症状基本消除后就停用抗生素，过几天复发了又重新使用抗生素。这样反而更容易造成耐药菌产生，最后导致无抗生素可用。抗生素的使用有自己的规律，一般都需要使用3~5天。头两天抗生素的使用刚刚把细菌的活力消耗了很多，本来再过两三天就能把它们彻底消灭，可偏偏这时候停药了，几天以后，这些致病细菌又活了过来，往往引起病情反复，更可怕的是，这些活过来的致病细菌经过了前几天抗生素的"追杀"，比以前更强大了，很可能产生耐药性。

抗心绞痛药

例如使用硝酸甘油每次20毫克，每日3次，连服2~3周后骤然停药，可引起血压升高、心动过速，并可诱发心肌缺血而导致心绞痛急性发作、心肌梗死或猝死。长期服用硝苯地平（心痛定）后突然停药，患者可出现呼吸困难、血压升高、心率加快、肺水肿等高血压危象的症状。

降压药

在较长时间服用降压药后如果突然停药，会出现血压升高、心律失常、心动过速、震颤等症状。因此，如要停药，应从之前7~10天开始逐渐减量。

降糖药

糖尿病患者在使用胰岛素或口服降糖药治疗见效后，如果突然中断用药，可使血糖骤然上升，甚至出现酮症酸中毒而昏迷。

其他

如抗心律失常药、皮质激素类药物、雌激素、抗癫痫药等，突然停药都可能出现症状反复或加重的不良后果。

5 服药也能"亡羊补牢"吗

日常生活中，人们常会由于种种原因而漏服药物。有人不注意按时服药，采取"忙时不服、闲时补服"的方法，还有的人认为下次补服的时候要把上次漏掉的也补上，所以干脆多吃一次，或者一次服用2倍剂量的药物。那么，漏服药物会带来什么坏处？正确的补服方法是什么呢？

每种药物的药效是按其药理作用，并通过一定的用量和给药频次来实现的。通常每日用药剂量及次数是按照药物在人体内的代谢特点而定，一般是从最开始服药5~7次后，就可以达到一个相对稳定水平的有效治疗浓度，并在之后一直保持这个浓度。如果漏服，血药浓度就会逐渐下降直至低于治疗浓度；如果漏服的间隔时间过长，可能需要再连服几次才能又达到稳定浓度。一种药间隔多长时间服用，有一定的科学依据，不能随意延长或缩短。延长服药间隔时间，会使体内药物达不到有效血药浓度，影响药物的治疗效果；缩短服药间隔时间，会使体内药物浓度过高引起或加重不良反应，有些药物还会蓄积中毒。如随意补服或等下次服用时加大一倍剂量，都有可能造成不良后果，如抗高血压药，突然加大剂量，结果很可能引起低血压，从而导致一些难以预料的心血管事件；增加降糖药的剂量，则很可能会引起低血糖反应，甚至发生晕厥。

如果在用药过程中发生漏服，切记不要随意补服，而要根据具体情况采取相应措施。

漏服发生在两次用药间隔时间的1/2以内	应立即按量补服，下次服药仍可按原间隔时间
如漏服时间已超过用药间隔时间的1/2	则不必补服，下次务必按原间隔时间用药
发现漏服后立即补服	下次服药时间依照此次服药时间顺延
漏服后切忌加量	切不可在下次服药时加倍剂量或加大剂量服用，以免引起药物中毒
泻药漏服	泻药超过服药时间2小时后则不要加服，下次按时吃药即可
抗生素漏服	抗生素类不按时服，不但影响药效，还会使细菌产生耐药性。一旦漏服应立即补服，但不可离下次服药时间太近
特殊药物（如激素类药物）	须遵医嘱或药品说明书

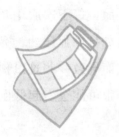

6 不良反应越多越危险吗

有些患者看见说明书上列出的不良反应很多，心里不踏实，认为这药那么多不良反应，谁还敢吃？有些患者在自行买药，选择哪种牌子哪个厂家的药时，会根据列出的不良反应的多少和严重程度来判断哪个更安全。其实药品说明书上罗列的不良反应项目多，不一定说明这种药品不安全。反之，药品说明书上列举的不良反应越少，也不一定说明这种药品就越安全。

首先，医学界对药品不良反应的认识是一个长期的过程。有的药品临床试验做得比较充分，或者上市时间长，使用经验较多，对不良反应的认识较全面，其说明书上罗列的不良反应内容则较多；有些药在使用很多年后，根据大量的使用数据还会发现以前未发现的不良反应，这种情况下，厂家可能还会被要求修改说明书，例如，尼美舒利是一种常用的解热镇痛药，上市很多年后由于发现了它的肝损害危险，于2011年初被要求在说明书上增加了说明；有的药品临床试验不充分，上市时间很短，人们对其安全性的认识很有限，其说明书上可能没有很多内容可写，但并不说明其更安全。

其次，药品说明书标注不良反应越完整越能反映其真实性。有的生产厂家能够详细地标注其生产药品可能发生的各种不良反应，包括发生率非常低的。由此体现的是对患者知情权的重视与尊重，是一种负责任的担当。但也有某些药品说明书的不良反应一栏中的内容比较少。需要警惕的是，某些广告宣称某药品"无任何副作用"，这绝对是不可信的。因为无任何副作用的药物是不存在的。

所以，应该正确科学的认识说明书中的不良反应。一份完整的说明书中都会详细地列举各种曾经出现过的不良反应，一般是按照发生率从高到低排列的，还会标出该不良反应具体的发生率。有些患者可能因为发现一个普通的感冒药或者抗生素都可能发生肝肾损伤或者血液系统疾病而觉得恐慌，不敢服用，其实一般常用药的这些不良反应的发生率都非常非常低，甚至低至1‰或0.1‰。

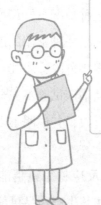

药品说明书上罗列的不良反应项目多，不一定说明这种药品不安全。反之，药品说明书上列举的不良反应越少，也不一定说明这种药品就越安全。

7 贵药就是好药吗

　　好药，应当指的是那些疗效显著，质量稳定，不良反应少，使用便捷，而且价格低廉的药物。好药不等于贵药，只要药品对治疗疾病安全有效且符合质量标准，这样的药品即使价格便宜同样是好药。有人认为价格高的药品生产工艺新，疗效肯定好于价格便宜的药品，这种观念其实是错误的。譬如：硝酸甘油的成本不过每片几分钱，但却被认为是治疗急性心肌梗死的特效药而被广泛使用。药品价格的高低不仅仅是由药品的疗效决定的，生产工艺的难易程度、研制时投入的经费、运输成本、产量大小等诸多因素同样会影响药品的价格。宣传费用同样也是造成药品价格差异的重要原因。少数不良供应商还利用人们认为"一分钱一分货""便宜没好货，好货不便宜"等传统观念，故意虚高定价，使人们上当。

　　当然也不能说贵药就不可取。一些刚上市的国内外原研的新药，有其他药品无法达到的特殊疗效，或者更好的安全性等优势，但由于耗费了长达数十年的研发时间和高达数亿元的研发费用，所以药价也非常昂贵。

8 药品也可以"喜新厌旧"吗

随着现代科技的发展和制药技术水平的提高，各种新品种、新制剂层出不穷，部分厂商为了追求利润，在新药的宣传上言过其实，夸大了药品的疗效而对其不良反应却避而不谈，给人们造成一种"新药比老药好"的错觉。更有甚者将老药"改头换面"，换个名称或者剂型就当作新药上市，这类新药其实与老药并无本质区别。

随着科技的发展，人类攻克了一个又一个医学难关，越来越多以前被认为是无药可医的难题被广大医务工作者一一破解，各大医药厂商制造出的药品种类也越来越多，给广大患者带来巨大的福音。与此同时，相对于面世时间较短的新药，青霉素、阿司匹林等传统的经典药品的问世时间较长，但这并不能说明新药的疗效就一定优于传统的经典药物。恰恰相反，老药由于使用时间长，其安全性和疗效已经经过了长期的市场检验，其中大部分因自身高效低毒、使用方便、用途广泛等特点而被广大患者所接受。

而新药由于面市时间较短，临床使用的时间并不长，对于其毒副作用和治疗效果还需要更长时间的探索和检验。在新药的使用中频繁发生的药害事件也为患者敲响了警钟。例如，20世纪中期发生的沙利度胺（反应停）事件。原西德的一家药厂生产了一种名为沙利度胺的安眠药，对妊娠期的妇女有明显的止吐效果，被誉为"没有任何副作用的抗妊娠反应药物"，成为"孕妇的理想选择"。一时间在各国竞相上市，风靡世界。但是，1961年10月，在原西德妇科学术会议上，有3名医生分别报告发现很多婴儿有类似的畸形。这些畸形婴儿没有臂和腿，手和脚直接连在身体上，很像海豹的肢体，故称为"海豹肢畸形儿""海豹胎"。1956~1962年间，全世界30多个国家和地区共报告海豹型畸胎1万余例，包括西德至少6000多例、英国5500多例、日本1000多例，我国台湾地区也至少有69例。虽然此次事件发生后，药品安全性在新药的开发中得到了极大重视，但是仍然难以避免新药在安全性和疗效方面的某些缺陷。

因此，新药未必都是好药，老药未必就不是好药。不能盲目迷信新药，服用新药时必须保持更加谨慎的态度。而且由于新药普遍价格较贵，轻则浪费金钱，重则对自身健康造成影响。

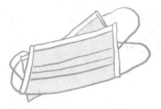

9 同病就能同治吗

有的患者发现跟自己患同一种病的人在使用某种药物效果很好时，便不咨询医生，自行购买服用。实际上，这种方法是不可取的。因为每个人的情况并不是完全相同，人与人之间是有个体差异的。不同的人使用同一种药品的效果不一定完全相同，甚至有可能造成完全相反的效果，反而对人体造成伤害。即使是同一个人，在不同的身体环境下对药物的反应也可能不同。例如糖尿病这类具有很强个体差异的疾病，不同人之间以及同一个人的不同病程阶段，病理机制与用药也会有很大差别。又如，同样患有高血压，有支气管哮喘病史的高血压患者不能使用β受体阻断剂类降压药。老年高血压患者用药前首先应考虑的是安全性，其次才是药品的降压效果，应避免使用美卡拉明、哌唑嗪等降压效果剧烈的降压药物。而以硝苯地平为代表的二氢吡啶类降压药，在使用时除了产生降压效果外可能引起心率加快、产生心悸等不良反应。但是如果患者在血压高的同时还有心动过缓等病症，则副作用也可转换成有利作用。因此，应根据每个患者的具体情况（例如疾病类型、体重、年龄、肝肾功能状况）采用个体化用药。

10 容易被忽视的两个"细节"

药物都可以用热水冲服吗

一般人服用药物时习惯使用较热的水冲泡，尤其是在寒冷的冬天。但是在服用维生素类药物时应尽量避免，比如冲服维生素C泡腾片时就不宜用较热的水。因为维生素C遇热后很不稳定，易发生氧化还原反应而影响药效。此外，使用以下药品时应严格按照说明书方法，而且冲泡水温也不宜过高。

活性菌类	乳酶生含有乳酸活性杆菌，整肠生含有地衣芽孢杆菌，妈咪爱含有肠球菌和枯草杆菌，合生元含有嗜酸乳酸杆菌和双歧杆菌等，冲服水温过高会使药物中含有的益生菌灭活而失效。
活疫苗类	小儿麻痹症糖丸含有脊髓灰质减毒活疫苗，送服时一定要用凉开水。因为活疫苗易受温度影响而失活，不能在小儿体内产生抗体，导致服用后无效。
消化酶类	多酶片、胰酶片、胃蛋白酶合剂等活性酶遇热后易变性失活，导致失效。
止咳糖浆浸膏类	急支糖浆、复方甘草合剂、蜜炼川贝枇杷膏等，是由止咳抗菌成分溶于糖浆或浸膏中配制而成。口服后糖浆或浸膏暂时覆盖在发炎的咽部形成保护膜，使得有效成分在局部发挥作用。如果用热水冲服会导致糖浆稀释，黏稠度降低，影响疗效。

吸烟会不会影响药效

一些患者知道服药后不能饮酒，但是很多人忽视了吸烟对药物的影响。有数据表明，在服药后半小时内吸烟，药物到达血液的有效成分只有1%~5%左右，而不吸烟者药物到达血液的有效成分可达20%以上，这是因为烟碱有诱导肝药酶的作用，提高药物的降解速度，使血液中的有效成分降低。吸烟还能明显地延迟胃内容物的排空时间，减慢药物的吸收。因此，服药期间应尽量别吸烟。下面介绍吸烟对一些常用药物疗效的影响及不良反应。

■ 解热镇痛药　服用后吸烟，其代谢速度加快，疗效显著下降，仅为不吸烟者的10%。

■ 止痛药　服止痛药后吸烟，不仅疗效降低，而且其代谢产物无法迅速排出，易致蓄积中毒。又如吸烟过多者在拔牙时使用利多卡因局部镇痛药时，可能会导致镇痛药药效降低，疼痛发生率较普通人增加。

■ 平喘药　服用茶碱、氨茶碱等后吸烟，药物被破坏与排泄的速度比不吸烟者快了3倍，使疗效降低。

■ 抗心绞痛药　硝苯地平、普萘洛尔和阿替洛尔等，服药后吸烟，药品在血液中的浓度下降，且排泄增加，以致加剧病情。

■ 降血糖药　吸烟且同时口服甲苯磺丁脲、苯乙双胍（降糖灵）或注射胰岛素，均会降低疗效。通常胰岛素需相应增加15%~30%的用量，方能达到预期疗效。

■ **抗凝血药肝素**　吸烟者的肝素血浆半衰期较非吸烟者短，且血药浓度下降加速，从而影响药效。

■ **抗酸药与胃黏膜保护药**　西咪替丁、雷尼替丁和法莫替丁等，用于治疗胃、十二指肠球部溃疡及上消化道出血时，常因吸烟使血管收缩、延迟了胃部的排空时间、减慢了药物在小肠内的吸收速度，而导致溃疡愈合减慢。此外，研究发现吸烟者夜间分泌胃酸及胃蛋白酶较不吸烟者多92%和59%，不但影响药物的疗效，而且提高了胃病的复发率。

■ **维生素C**　吸烟影响体内维生素C的吸收，吸烟者血中维生素C浓度较不吸烟者下降约30%。

■ **抗抑郁药**　吸烟可降低阿米替林、丙咪嗪、多塞平及氯丙嗪在血液中的药物浓度，从而使抗抑郁药的药效降低。

■ **镇静药**　烟草中的烟碱对中枢神经有兴奋作用，可拮抗地西泮（安定）、氯氮䓬的镇静作用。

■ **利尿药**　吸烟可降低呋塞米（速尿）的血药浓度，减弱呋塞米的利尿效果。

此外，吸烟也会影响气雾剂的作用，长期吸烟者，可在气管内膜形成一层烟焦油，影响各类气雾剂在气管内的吸收，降低药物的疗效。

11 药到病可立除吗

常言道"药到病除"，形容的是治病者医术高明，用药得当，药一用病就好了。有些患者就理解为，生病了只要用药，就可以马上好；或者有的人平时不注意保养身体，一旦生病了就全依赖药物；还有的人用药了，但是一段时间内病没有完全好，就认为药有问题。其实，这些认识误区，都是因为没有正确理解药物在疾病治疗中的作用。

从药物的药理作用来看

不同的药物有不同的药理作用，也就产生不同的治疗作用（当然也会有不同的副作用），并且主要的作用部位也不一样。例如镇静催眠类药物的药理作用，是抑制中枢神经系统从而改善睡眠，作用部位主要在中枢；硝苯地平类的药物可以降低血压，主要作用于心脏和血管的细胞；还有一些药物对整个人体产生影响，例如氨基酸、激素类，通过血液输送到全身各器官，产生全身性的生理调节作用。因此在选用药物的时候要恰当，如果用药不当，即使用了药也治不了病。比如病毒造成的感冒却选用了头孢类的药物，它们只能杀灭细菌，但奈何不了病毒，当然药到病难除。

从给药途径来看

药物在进入人体后要经历吸收、分布、代谢、排泄的过程，选择的给药途径不同，对吸收这个环节造成的影响也不同。不同的疾病、不同的病情轻重程度、不同的药物，适宜的给药途径就不一样。比如高血压等慢性病适合口服给药，而皮肤瘙痒只需要使用局部外擦药就可以了。急性或症状很严重的病应该使用注射给药，作用快，而一般的疾病需要药物持续发挥作用，可选择口服、吸入或皮肤用贴剂等。胰岛素等药物易被胃肠道破坏而失效，所以多采用注射方式。双氯芬酸钠可以口服，但由于对胃肠道有刺激作用，也可以通过直肠栓塞的方式给药。如果选择了不合适的给药途径，也不能让药效发挥，如硝酸甘油会在肝脏中被灭活，所以应舌下含服，如果口服就没有效果了。不同的给药途径有时会产生完全不同的作用，最典型的例子就是硫酸镁，口服可以导泻，静脉注射则起到抗惊厥的作用。此外，食物或者某些饮料会影响药物的吸收，需要严格按照医嘱，了解用药期间的饮食禁忌，规范服药时间。

从药物在体内的分布来看

药物经人体吸收后就进入血液，通过血流分布到各组织器官。药物在各组织器官内的分布是不均匀的，如钙、磷元素常沉着于骨骼中，全身麻醉药分布在中枢神经系统；小檗碱虽具有抗菌消炎作用，但口服后只能分布在肠道，不分布于全身，所以只能治疗肠道内的细菌感染，起不到全身性的抗菌消炎作用。如果药物也同时分布到了其他非患病组织或细胞，就可能产生副作用，具有代表性的就是抗肿瘤药物，在杀死癌细胞的同时也杀死正常细胞。现在很流行的靶向药物就是将药物浓集在靶器官、组织或细胞中，提高疗效，降低副作用。

从药物和疾病治疗的关系来看

药物并不是疾病治疗的全部，自身免疫系统的激发、饮食调节、锻炼和康复等也是疾病治疗的重要组成部分。比如对于高血压患者来说，非药物干预应贯穿在整个治疗中，适合轻中度患者，也适合重度患者。早期高血压患者，应通过调整饮食、适当锻炼来恢复正常血压，而不是血压一偏高就用药。已经服用了降压药的患者，也同样应注意低盐低脂的健康饮食、适量锻炼、减轻体重、戒烟限酒、平衡心态等等，如果完全依赖降压药，没有健康的生活方式，药物的效果就会大打折扣，还有可能产生更严重的后果。

从用药的心理效应上看

用药的心理效应是患者对医生、药物和治疗过程信任与否而产生的心理作用，这种心理作用也会影响到药物的疗效。暗示疗法和安慰剂的应用可以充分地说明这种心理作用的影响，它们通过心理暗示作用影响患者的心理状态，提高机体的生理机能，进而起到积极的治疗作用。药物的心理效应不仅有心理上的安慰作用，还有改变器官功能和缓解躯体症状等多方面的作用。我们也可以在一些比较详细的说明书上看到安慰剂的作用，在其不良反应中会标注某副作用在该药物和安慰剂上的发生率，安慰剂其实就是根本不含药物的淀粉等辅料，那么为什么吃了也有人产生副作用呢，这就是心理效应，因为在研究中，这些患者并不知道自己吃的是药物还是安慰剂。

因此，"用药灵不灵""药到了病能不能除"是受到很多因素影响的。作为患者，除了严格按照医嘱、规范服药方式和时间外，对药物要有正确的态度，不迷信、不偏信，也不能老是怀疑、不信任，对疾病要保持乐观的心态。

12 感冒用药误区多

　　感冒虽然不是什么大病，但是治疗难度较大，而且容易导致多种并发症，产生严重危害。不少人患感冒后经常随意用药，结果药不对症、疗效不佳，更有甚者反而导致病情加重。下面介绍几种现在社会上普遍存在的感冒用药的误区。

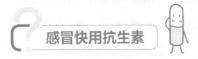

感冒快用抗生素

　　不少人认为，感冒了，吃点消炎药就好了，这里说的消炎药就是指抗生素，这是误区。感冒分病毒性感冒和细菌性感冒两种，只有细菌性感冒使用抗生素有效。大部分感冒都是病毒引起的，而抗生素对病毒性感冒无效。严格来讲，对病毒性感冒并没有特效药物，大多数采用对症治疗，而不需要使用抗生素，主要是依靠人体的免疫系统消灭病毒达到恢复的目的。滥用抗生素会导致人体菌群失调、二重感染、出现耐药性等严重后果，甚至产生超级细菌，不仅对患者自身，对整个人类也会产生危害。

喝酒可以治感冒吗

　　有人认为感冒后喝几杯酒，有祛除寒气的效果，对于感冒的恢复有奇效。从某些方面来看，喝酒对感冒引起的头痛、发热等某些症状有暂时的缓解效果，但是感冒时喝酒如饮鸩止渴，酒力过后病情会更严重。这是因为感冒一般是上呼吸道炎症反应，感冒后饮酒会使黏膜血管扩张充血，呼吸道分泌物增多，进一步加重病情。感冒后饮酒不仅无益，反而有害。此外，乙醇可以与多种药物发生相互作用。例如感冒药成分中常含有对乙酰氨基酚，酒中的乙醇进入人体后，可使人体内的谷胱甘肽迅速减少，导致对乙酰氨基酚生成的某些代谢产物无法与谷胱甘肽结合而转向与肝、肾细胞结合，从而导致肝、肾组织损伤，严重者甚至可能导致肝坏死。乙醇还会增加乙酰氨基酚对胃肠道的刺激作用，严重者引起消化道出血、溃疡等后果。头孢类药品与乙醇结合会发生双硫仑反应，造成肝脏中的乙醛脱氢酶被抑制，使得乙醇在体内代谢生成乙醛后不能继续被氧化分解，乙醛在人体内蓄积，引起乙醛中毒反应。主要表现为面部发热、视觉模糊、头痛、恶心呕吐、心动过速、血压降低，严重者出现呼吸抑制、心肌梗死、急性心力衰竭等严重症状，如果得不到及时救治，甚至会导致休克和死亡。

发热马上用退热药

发热是人体自身的一种防御功能，虽然发热时会让身体感觉到不适，但是却有助于机体抗病能力的提高。当发热体温未超过38℃时，一般没有服用退热药的必要。这是因为，如果在短时间内连续使用或者一次性使用大量退热药，极易造成体温突然下降而导致虚脱。而且相对于成年人，老年人和儿童更容易发生这种状况。在这种情况下最好的方法是采用物理退热法，例如用凉毛巾或者冰袋在患者额头冷敷，或者是在颈部、腋下、腹股沟等血管丰富的部位以及胸部、背部、四肢等部位涂擦浓度为20%~30%的酒精。

当出现原因不明的长期低热时，不要盲目使用退热药掩盖症状，而是应该尽快去医院检查发热原因，避免延误诊断和治疗。在采取相应的退热措施时，还应保持患者所在的室内空气流通，并且多喝水。

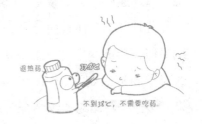

发热是人体自身的一种防御功能，虽然发热时会让身体感觉到不适，但是却有助于机体抗病能力的提高。当发热体温未超过38℃时，一般没有服用退热药的必要。

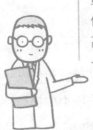

13　抗生素使用常见误区

抗生素是一类由真菌、细菌以及其他微生物在生活过程中产生的具有抗病原体或者其他活性的物质。自从抗生素被人类发现并应用以来，为人类医疗事业作出过巨大的贡献，治疗了大量疑难杂症，因此也被许多人奉为灵丹妙药。例如在二战时开始大量应用的盘尼西林（青霉素），它拯救了无数盟军士兵的生命。但是如今，随着时间的推移，由于人们使用不当，抗生素在使用过程中出现越来越多的问题，常见的误区如下。

抗生素就是消炎药吗

日常生活中，遇到感冒、发热、咳嗽、外伤，很多人认为是发炎了，首先想到用抗生素，将炎症和感染相混淆，将消炎药和抗生素混为一谈。炎症是指人体组织或器官对有害刺激或损伤产生的一种防御反应，机体的这种炎症反应机制可以促进组织损伤的修复，但过于激烈的炎症反应则可使组织坏死，造成功能障碍。引起炎症的原因有物理性的，如刀刺伤、烫伤或冻伤，也可以是化学性的，如酸碱导致的损伤；有过敏原导致的变态反应性炎症，如花粉、食物或药物引起的过敏；还可以是细菌、病毒或寄生虫等生物感染引致的炎症。显然，我们通常遇到的细菌或病毒引起的感染和炎症反应并不一样，治疗方法也不同。

炎症的治疗需要用抗炎药物，以抑制过于强烈的炎症反应，减轻炎症引起的红肿热痛等症状，防止功能障碍等不良反应的发生。常用的有非甾体类抗炎药，如阿司匹林、布洛芬、吲哚美辛等，或者皮质激素类如可的松、泼尼松等。还可以使用物理疗法如热敷、冷敷或红外线、超短波等以减轻炎症反应。

而感染的治疗需要根据不同的病原选用不同的抗感染药物，如果是病毒感染，就用抗病毒的药物，例如利巴韦林或者各种抗病毒口服液等；如果是细菌感染就用抗生素，如青霉素、头孢类等。

注意：如果是普通细菌感染，最好不要使用抗炎药物，如地塞米松等，以免掩盖病情。

使用抗生素种类越多越好吗

许多人认为同时使用多种抗生素能更加彻底有效地杀灭细菌，防止细菌漏网，这种想法是不科学的。抗生素使用的原则是能用一种抗生素解决问题就绝对不用两种，联合用药需要有指征。轻度和中度感染一般不主张联合使用多种抗生素；重度感染需要对患者进行严格的细菌培养和药敏实验，决定使用何种抗生素。那么，盲目地联合使用抗生素会有什么危害呢？

首先，临床上联合使用抗生素是在有指征的情况下，应用两种（或以上）具有相加作用的抗生素，以达到增强疗效与缩短病程的目的。虽联用抗生素可以产生1+1≥2的效果，但也有可能产生1+1≤1的反效果。如果盲目联用，不仅不能增强疗效，还会增加不良反应的发生率。此外，盲目的联合用药还有可能导致耐药菌增多和二重感染风险的增加。

抗生素广谱比窄谱好吗

每种抗生素都有自己特有的抗菌范围，并且只对这个范围内的细菌产生作用，这个范围被称为抗菌谱。打开抗生素的药品说明书可以发现，有的治疗范围很广，从咽炎、中耳炎到肠炎等，而有的适应范围则很小。抗菌谱广的抗生素称广谱抗生素，而抗菌谱窄的抗生素则称窄谱抗生素。许多人出于一种不放过"漏网之鱼"的心理，更喜欢使用广谱抗生素。他们认为广谱抗生素作用范围更广，能够更加完全地杀灭细菌。这种理解是错误的。

抗生素能够帮我们将体内的致感染细菌杀灭，但在消灭危害我们身体的细菌的同时，体内正常的菌群同样也会被抗生素杀灭或抑制。这些正常菌群受抗生素影响的大小和选用的抗菌谱的广与窄有关系。窄谱抗生素只对一种或少数几种细菌有活性，广谱抗生素则对较多细菌有活性，超广谱抗生素对大多数细菌有活性。抗生素的抗菌谱越广，受影响的细菌谱也越广，被杀灭或抑制的正常菌群也就越多。

温馨提示

抗生素的使用原则之一就是首选窄谱抗生素，如果明确了致病微生物，最好使用相应的窄谱抗生素。它的针对性较强，且不容易产生二重感染。广谱抗生素虽然应用范围更大，但是容易破坏人体微生物的正常平衡，产生二重感染。动辄使用广谱抗生素无异于"高射炮打蚊子"，不仅造成浪费，而且还容易产生耐药性。

频繁更换抗生素好不好

有的患者在使用抗生素后，短时间内感觉没有效果，马上就换用另一种抗生素，这样的做法也是错误的。抗生素到达体内后发挥疗效需要一定的时间，这种"打一枪就跑"的治疗方法，既不能消灭敌人，又暴露了自己，不仅对治疗疾病没有帮助，反而会由于用药混乱，导致二重感染以及使细菌对多种抗生素产生耐药性，给人体自身造成伤害，严重者甚至会导致死亡。如果某种抗生素在开始使用时疗效不佳，首先应考虑的问题是用药时间不足，除此以外，还有可能是给药途径不当、抗生素不能到达感染部位、患者身体状况不佳等原因。如果明确与上述因素有关，则根据情况在医师的指导下加以调整。

抗生素副作用大，应减量使用吗

近年来，由于抗生素滥用成为社会热点问题，许多人了解到抗生素带来的问题后对抗生素的使用产生畏惧心理。为了保证使用"安全"，不按照医生的处方或者药物使用说明书，擅自减量使用，如将一次2粒减为一次1粒，或者将一天2次改为一天1次，以为这样能减少不良反应和耐药性的产生，这是另外一种错误使用抗生素的例子。抗生素杀灭细菌的前提条件是其在体内达到一定的药物浓度，而人们擅自减少使用剂量往往会造成抗生素用量不足，从而使得人体内的药物浓度达不到治疗所需要的剂量。这样的服药方法不仅无法清除体内的细菌，达到理想的治疗效果，反而会由于体内存在的低剂量抗生素诱发细菌的耐药性，为以后的治疗带来更大的麻烦。

青霉素皮试阴性就一定不会发生过敏反应吗

青霉素是最早应用于临床并且也是临床上使用最多的一类抗生素。但是由于青霉素过敏反应的发生率较高，严重时可发生过敏性休克，因此在使用之前必须经过皮肤过敏试验（通常被称为"皮试"）。但皮试结果符合率并

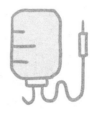

不是百分之百。由于皮试稀释液的刺激，有可能出现假阳性结果。而有些患者由于发生迟缓反应，虽然皮试结果为阴性，但在注射后数小时或数日后才会出现发热、皮疹，甚至过敏性休克。

注意：皮试结果为阴性的患者也不能掉以轻心，在输液过程中应进行监护或自我观察（输液结束后仍需留院观察30分钟），一旦发生身体不适（如皮疹、发热、哮喘等）应及时告知医护人员，立即停药并进行相关处理和抢救。

此外，许多人再次用药时往往忽略了皮试，一般建议成人停用青霉素超过7天（儿童超过3天），再次用药时应重新进行皮试。

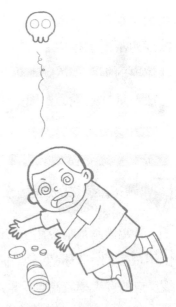

对青霉素过敏的患者不能使用青霉素，否则将引起严重的过敏反应，甚至死亡。

14 维生素使用误区

维生素，是一类具有不同化学组成和不同生理功能的低分子有机化合物。它在人体内的含量极少，并且不能像糖类、蛋白质、脂肪那样可以产生能量，但是却在人体生长、发育、代谢等过程中发挥不可替代的重要作用。维生素是人类必需的营养成分，一般需要通过饮食等方法从外界摄取，主要用于防治维生素缺乏症，近年来也用于癌症的辅助治疗。但维生素并不能盲目补充，下面介绍几个维生素使用过程中的误区。

维生素是多多益善吗

现代人们十分重视孩子的健康，总想多给些营养补品，在众多的营养剂中又尤以维生素为多。有些白领为了减肥不吃中餐或晚餐，但又怕营养不够，就用一把一把的维生素片解决问题。电视报纸的广告对维生素类药物和保健品的宣传比比皆是，给人们植入了维生素多多益善的观念……

那么，维生素是不是吃得越多越好呢？

确实，维生素是人体不可缺少的物质。它是人体六大营养素（蛋白质、脂肪、糖类、矿物质、维生素和水）之一，是机体维持正常代谢和机能所必需的一类化合物，虽然它们每天的需要量仅以毫克或微克计，却在现代饮食营养中起着举足轻重的作用。无论缺哪种维生素，人体都会出现相应的生理改变和不适，甚至诱发疾病。人体所需的维生素一般从食物中获取即可满足，如果没有缺乏是不需要补充的，如服用不当，不但无益，更可能损害身体健康；另外，如果同时服用其他药物，还可能产生相互作用，影响药物的浓度。

维生素分为脂溶性和水溶性两类。脂溶性的有维生素A、维生素D、维生素E、维生素K等，存于脂肪内，通过胆汁缓慢排出，所以摄入过量可引起蓄积中毒。水溶性的有维生素B_1、维生素B_2、维生素B_6、维生素B_{12}、烟酸、叶酸、胆碱、维生素C等，也不宜超量服用。

维生素A超量摄入，会引起急性中毒，表现为头晕、嗜睡、头痛、呕吐、腹泻等；慢性中毒，则表现为关节疼痛、肿胀、皮肤瘙痒、疲劳、无力、女性月经过多等。

维生素B_6超量服用在200毫克以上，将会产生药物依赖，严重者还可能出现步态不稳、手足麻木等。

长期超量服用维生素D，可致高钙血症，引起厌食、呕吐、蛋白尿、血尿等，严重的可致肾衰竭。

维生素E如果长期服用且每日量达400~800毫克，可引起视力模糊、乳腺肿大、头痛、头晕、恶心、胃痉挛、血小板凝集，形成血栓。长期服用每日量超过800毫克，将改变内分泌代谢情况，引起免疫功能下降、出血、高血压、糖尿病或加重心绞痛，甚至可致乳腺癌。

维生素C大剂量服用（每天超过2克）可能引起腹泻、胃胀，也能增加草酸盐的水平，引起肾结石，因此有肾功能不好或有肾结石病史的人也应避免大剂量服用。长期大剂量服用后一旦停用，可能出现反弹的维生素C缺乏症。

生病了才需要补充维生素吗

与上面的情况相反，有的人认为维生素是药品，只有生病的人才需要。这种看法也有失偏颇。一方面，当维生素被用于治疗疾病的时候确实是被当作一种药品在使用。因为它是治疗维生素缺乏症的必需药品。例如可以用维生素A治疗夜盲症，维生素C治疗坏血病。但是在另一方面，维生素作为一种人体必需的营养物质，必须每天都摄入一定的量，否则就会影响人体的新陈代谢，从而影响人体健康。理论上说，人们可以通过调整膳食平衡来摄取足够的维生素以满足人体需要。但如果由于饮食习惯等原因，引起维生素吸收不足，还需要通过其他方法摄入足量的维生素。

可以用果汁来代替新鲜水果摄入维生素吗

果汁类饮料饮用方便，且味道好，储藏时间较长，所以很受欢迎。尤其是受到很多电视广告的宣传影响，许多人认为果汁是从水果中榨出来，水果中的精华部分如维生素等也全部转移到果汁中，所以喝果汁可以代替吃新鲜水果来摄入维生素。

其实，在水果做成果汁的过程中，许多矿物质和维生素都已经流失，尤其是维生素C，本身稳定性很差，在果汁制作的过程中很容易被氧化破坏。另外，果汁中只有小部分来源于天然水果，其余大部分都是后来添加的香精、色素、甜味剂和糖等成分。因此，果汁并不能真正代替新鲜水果对人体的营养作用，还是应该多吃新鲜蔬菜水果来补充每日所需的各类维生素。

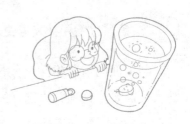

服用泡腾片时，需要等消气再喝。

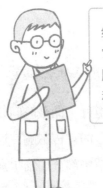

维生素是人体不可缺少的物质。它是人体六大营养素（蛋白质、脂肪、糖类、矿物质、维生素和水）之一。

15 止痛药使用常见误区

麻醉药品一沾就上瘾，再痛也要忍

长期以来，麻醉药品和精神药品被笼罩着一层神秘的面纱，许多患者及其家属，甚至是医务人员，对此存在一些认识误区。其中最大的误区就是，麻醉药品一沾就上瘾，再痛都要忍着；或者认为麻醉药品缓解疼痛只是一种暂时的作用，不起根本效果，用不用无所谓。

疼痛，特别是癌症疼痛已成为一个全球范围内的严重公共健康问题，也是许多患者最为恐惧的症状之一。据统计，中晚期癌症患者或终末期患者的疼痛发生率高达60%~100%。癌痛会带来一系列的其他症状，如睡眠障碍、食欲下降、注意力减退，长期而难以忍受的癌痛会导致中重度抑郁、严重焦虑甚至自杀倾向等问题。其实，疼痛不仅是恶性肿瘤的主要症状之一，由于其严重影响了患者的生存质量，本身也是一种疾病，因此治疗疼痛同样重要。国际疼痛研究会曾在全世界范围内开展"世界抗癌痛年"活动，就是呼吁给予中晚期癌症患者合理的充分的止痛治疗，以提高其生存质量。

许多人即使强忍病痛煎熬也不愿使用麻醉药品的原因，主要是害怕自己会对药物产生成瘾性。是不是麻醉药品和精神药品就不能沾了呢？实际上，麻醉药品在规范化使用的情况下，出现成瘾的现象非常少。在一项研究中，10000多例使用麻醉药品的患者仅有4例出现了精神依赖。当然，如果是不规范的用药，成瘾的可能性就会升高。

刚刚提到的精神依赖，是区别于身体（生理）依赖的。生理依赖性是反复用药造成的一种机体适应状态，表现为突然停药出现一系列身体戒断症状，但大部分症状随时间推移可以逐渐减弱、消退。实际上，药物成瘾性指的是药物的精神依赖性而非身体依赖性。精神依赖性是指药物产生的特殊精神效应。如果用药者对该药物产生强烈渴求感和欣快感，出现反复的、难以自我控制的强迫性觅药行为和用药行为，那就是上瘾了。

那么麻醉药品应该如何规范使用呢？首先是遵循世界卫生组织推行的癌症三阶梯止痛法，对于轻度、中度和重度疼痛的患者区别用药；其次要按时服药，而不是按需服药，否则也易成瘾；最后要根据不同患者的不同情况个体化给药。只要依照这一规范，绝大部分的癌痛患者都可以摆脱疼痛的折磨，提高生存质量。

疼痛应赶紧用镇痛药吗

麻醉药品可以对癌痛患者镇痛而带来生活质量的提高，那是不是说只要身体某个部位有疼痛了，就应该立即服用镇痛药，消除疼痛呢？

疼痛是象征危险的信号，促使人们去采取行动，避险去害。疼痛对身体健康具有防御和保护意义，因此并非所有的疼痛均须止痛。镇痛药仅能缓解疼痛症状，不能治疗引起疼痛的病因。对于还没有确诊原因的疼痛，如果服用了止痛药，会掩盖疼痛的部位和性质，影响医生观察病情和作出正确的诊断。而常吃止痛药但不见效的人，更要去医院检查疼痛的原因。

服用止痛药时也要警惕它们的不良反应。例如常用的阿司匹林、对乙酰氨基酚等非甾体类抗炎镇痛药，有引起胃肠道出血等不良反应，尤其是长时间服用的情况下。据统计，在使用这类药物的人群中有20%~25%出现了不同程度的不良反应；在所有药物的不良反应报道中，这类药物占到了25%。

此外，根据病情合理使用药物，才能达到既止痛又减少不良反应的目的。

> **急性疼痛**
>
> 对于创伤、骨折、内脏绞痛等急性疼痛可一次性使用哌替啶（度冷丁），而长期的癌性疼痛宜使用吗啡等麻醉性镇痛药。

> **一般疼痛**
>
> 对于一般疼痛如风湿性关节痛、头痛、牙痛等，可以口服非甾体类抗炎镇痛药，如阿司匹林、布洛芬、双氯芬酸等，但要注意胃肠道不良反应，尤其是长期、大剂量服用的情况。如阿司匹林用于镇痛所需的剂量较高，一般止痛治疗不宜超过5日。另外，由于非甾体类药物长期使用有增加出血的风险，因此患有出血性疾病、消化性溃疡的患者均禁止使用；胃肠道反应比较严重或者是吞咽困难的患者，也可以选用止痛药的肛门用栓剂，起效也比较快。

局部疼痛

对于局部疼痛可尽量选用外用止痛药，国内外多个治疗指南中也明确指出，外用止痛药在颈肩腰背痛、急性扭伤拉伤、手和膝等骨关节炎治疗中是第一选择，如双氯芬酸乳膏、跌打镇痛膏等。

剂量越大，镇痛效果越强吗

有的患者可能会发现，以前疼痛的时候吃止痛药有止痛效果，但现在再吃效果不好了，即使加大剂量还是不能完全止痛。其实，这是由于止痛药有"天花板效应"的原因。

非甾体类抗炎镇痛药（阿司匹林等）都有这个效应，超过一定剂量后，再加量不能增加止痛的效果，反而会明显增加毒副作用。

而阿片类镇痛药则没有这个效应，剂量越大，镇痛效果越强，与非甾体类镇痛药相比较，阿片类镇痛药长期用药或大剂量用药发生器官毒性反应的危险性明显较低。例如对于癌痛患者，开始用十几毫克就有效，后来可能需要用到几十毫克，有些医生或患者就不敢用了。实际上，只要是患者有疼痛的诉求，并且未出现严重的不良反应，可适度增加剂量以满足镇痛的需要。

16 高血压用药误区

无症状的高血压不需要降压治疗吗

高血压是最常见的心血管疾病，而心血管疾病在非传染性疾病中死亡率高居首位。人们对于这种疾病的重视程度往往不够，或者在认识上有误区。有些人并不知道自己的血压偏高，有些人发现自己的血压偏高但因没有任何不适症状而忽视了降压治疗。其实，降压治疗并不仅仅是减轻因血压升高带来的不舒服症状，主要目的是为了降低与高血压密切相关的心、脑、肾等器官的发病危险，减少甚至避免早期的某些相关器官的功能损害。因此当出现了血压超过正常水平时，就应该根据监测的血压水平来决定降压治疗的方式，以及降压药的服药方法和剂量。

那么是不是说一旦出现了血压偏高就应该立即服用降压药呢？其实，积极的降压治疗并不是单指药物治疗，非药物治疗也是治疗中不可缺少的。非药物治疗主要指生活方式上的干预，包括低热量和低盐饮食、锻炼、限制酒精和咖啡的摄入等等。非药物治疗适用于各种类型的高血压患者，尤其是轻型患者，单独采用非药物治疗也可使血压下降，甚至可以降到理想的血压水平。

　　总的来说，无论是否有症状，一旦发现有血压超过正常值的情况就应当进行干预，这也就是高血压的早期干预原则。一方面，早期轻度高血压如果不积极干预，就容易发展到中重度高血压；另一方面，在服用降压药过程中，如果不舒服就用药，没有症状就停药，不规则服用降压药会导致血压波动过大，不恰当地停药更是会威胁健康和生命。

老年人患高血压是正常的吗

　　有些人认为，人老了，血管僵硬了，血压自然就比年轻人高，不必严格控制血压。其实，较年轻人来说，老年人高血压有其自身的特点，控制的重要性更大且难度更高，表现如下。

体位性低血压	老年人血管硬化对张力和压力的调节下降，所以血压常随着体位的变动而变化，很容易发生体位性低血压，甚至导致晕厥
老年患者容易出现并发症	最常见的是由于心脑血管发生硬化而导致的脑卒中和心肌梗死等
老年人常患收缩压升高为主、舒张压可能不升高的单纯性收缩期高血压	这与老年人大动脉弹性减退有关，是心血管致死的重要危险因素，因此老年人的血压控制更应该被重视。无论是单纯收缩压升高还是收缩压和舒张压都升高的老年高血压患者，积极控制血压对降低心脑血管疾病的发病率和死亡率都是有益的

　　老年人在血压控制上也与年轻人有所不同。老年人接受降压治疗时，需要考虑合并的疾病情况选用合适的降压药物，不仅要考虑到治疗作用，还应注意其不良反应。例如，很多老年

高血压患者都伴有不同程度的肾功能损害，不少患者即使没有肾功能不全的表现（如水肿、夜尿增多等），甚至医院体检也没有发现任何肾脏疾病，但他们的肾功能可能已经很差了，因此选用降压药的时候就应该注意是否有肾脏损害的不良反应。对有些已经适应长期血压处于较高状态的老年人来说，应该采用比较温和的逐步降低的用药方案，平稳降压，避免短时间内血压降低幅度和波动过大，引起患者不适症状。

每个人的降压标准都一样吗

人进入老年期后，血管会有不同程度的老化，会导致其动脉血管壁的弹性下降，血压必然随着年龄的增长而逐渐升高，这种血压升高实际上是一种生理性补偿，使得老年人的血压不可能和正常成人一样，控制在理想血压的标准线上。专家认为，60岁以上的老年高血压患者血压的控制目标一般是130~140/85~90毫米汞柱，而不要求降到正常成人的理想水平即120/80毫米汞柱。而且老年高血压患者由于长期处于血压高的状态，其机体已经产生了适应性变化，如果血压降得过低或过快，反而会导致其局部组织的血流灌注不足，甚至可诱发心绞痛、心肌梗死、脑梗死或加重老年痴呆。所以，老年高血压患者降压要有度，若一味追求和正常成人一样的标准，反而不利于健康。

研究表明，老年高血压患者的舒张压小于70毫米汞柱时，其血压降得越低，病死率越高。70岁以上的老年高血压患者，其收缩压不再随着年龄的增长而增高，而舒张压反而会逐年下降，此时若使用降压药一定要严密观察，防止出现舒张压过低的现象。80岁以上的高龄高血压患者，其血压常有自然下降的现象，且多伴有严重心、脑、肾功能减退，这类患者不应轻易使用降压药，尤其要避免通过静脉注射或滴注降压药，如注射硝酸甘油、硝普钠等。另外，对于已有心、脑、肾、下肢严重病损的高血压老人，宜酌情将血压控制目标值上调到收缩压为140~160毫米汞柱，以确保不出现低灌注症状。

总之，高血压是老年人致死的重要危险因素，绝不能掉以轻心。在积极合理降压的同时，还要防止血压降得过低或过快。一定要遵循个体化原则来确定降压目标值。年高多病的高血压患者，最好能咨询有经验的专科医生，根据具体病情权衡利弊后再制订治疗方案，以确保安全。

长时间吃一种降压药好不好

有些高血压患者，服用降压药物后血压长年稳定，未见不良反应，但害怕长期使用一种药物会有不良反应，或者害怕出现"耐药"，效果变差，或者听别人说用某种别的药效果好，于是更换药物。这是在高血压患者中常见的一个认识误区。

长期服降压药会产生耐药性吗？高血压患者必须坚持长期服用降压药，不能随意停用。一种好的降压药的首要特点就是效果好、不良反应少且无耐药性。对于需要长期服用的降压药，如果有明显的耐药性，那么降压效果必会受到限制。有些患者开始服用一种降压药，血压很正常，但是过了1~2年后，血压升高了，并不一定是药物产生了耐药性，更多可能是病情的变化或者是环境因素的影响。因此应根据血压水平，调整降压药的品种和剂量。

长期服用降压药不良反应会增加吗？其实，初次服药和突然停药时不良反应更易发生。例如，部分降压药如哌唑嗪、特拉唑嗪等会在首剂给药和最初几次服药的时候出现严重的直立性低血压甚至晕厥，在服药后停药时也可能发生晕厥。硝苯地平等钙离子拮抗剂长期给药不宜骤停，以避免发生停药综合征而出现反跳现象，如心绞痛的发作。当然，如果出现了明显的不良反应或者不能耐受了，那就应该在医生的指导下逐渐换用另一种降压药。例如，有些患者对卡托普利一类药物导致的咳嗽反应不能耐受，那就必须换用其他种类的药物了。

经常调换降压药还有一个缺点，就是原来所服的降压药是通过多次门诊观察，根据患者病情摸索出的适合剂量，而且已经取得满意的疗效。如果经常更换，那就要重新摸索剂量，不断地进行调整。这种不停地摸索剂量是没有任何实际意义的。

所以，用了一种降压药后，如果疗效满意，又没有明显的不良反应，就不应该经常调换。只有当病情发生了变化，原有的降压药物不能较好地控制血压，或是出现了无法耐受的不良反应时，才应咨询医师并在其指导下更换药物种类或调整药物剂量。

17 降糖药使用误区

降糖药都应餐前吃吗

糖尿病的治疗用药，根据药理作用和不良反应不同，服用时间也不同。

- 磺脲类药物　格列本脲（优降糖）、格雷吡嗪（美吡达）、格列齐特（达美康）等，起效时间约为30分钟，所以服药时间一般在餐前30分钟左右效果最好，一般一天2~3次；长效的磺脲类药物如格列苯脲、瑞易宁（格列吡嗪控释片）、格列齐特缓释片等，起效慢，作用时间长，最好每天固定一个餐前的时间服药。

- 双胍类的药物　二甲双胍等，在空腹或餐前半小时服用有利于药物吸收，发挥最佳降糖效果；但此类药物容易产生恶心、呕吐、腹泻等胃肠道不良反应，因此医生一般都会建议患者在餐后立即服药或餐中服药，以降低不良反应。如果是肠溶制剂（如二甲双胍肠溶片）则可以在餐前使用。

- α-糖苷酶抑制剂　阿卡波糖（拜糖平）等，此类药物主要是抑制进食时摄入的淀粉类物质在肠道的吸收，降低餐后血糖，如果服药时间和进餐时间相隔较长，则药效降低，甚至无效。因此，一般建议在餐前整片（整粒）吞服或进餐时和食物一起嚼服。

- 促胰岛素分泌剂 瑞格列奈（诺和龙）等，在口服30分钟内即出现促胰岛素分泌反应。通常应在餐前30分钟内服用。
- 胰岛素增敏剂 罗格列酮（文迪雅）等，此类药主要通过提高胰岛素的敏感性而有效地控制血糖，进食不改变它的药效，对于其他药代动力学的改变没有明显的临床意义，所以空腹或进餐时均可以服用。
- 胰岛素注射剂 不仅是各类口服的降糖药服药时间不同，不同的胰岛素注射剂的使用时间也不一样。常用的有速效胰岛素（如门冬胰岛素）、短效胰岛素（如诺和灵R、优泌林R等）、中效胰岛素（如诺和灵N、优泌林N等）、长效胰岛素（如甘精胰岛素来得时）和预混胰岛素（如诺和灵30R及优泌林30/70等）。速效胰岛素起效迅速，可在餐前即刻注射，如果在注射后30分钟再进餐则可能发生低血糖的不良反应。短效胰岛素起效时间约为30分钟，所以一般在餐前15~30分钟注射，具体的注射时间还要依据注射部位，如注射在大腿，由于大腿皮下吸收较慢，应在餐前30分钟注射；如果注射在腹部，由于吸收较快，则可在餐前15分钟注射。中效和长效胰岛素与进食无关，可以在每天固定一个时间使用，不过为了控制次日清晨的空腹血糖，一般医生会建议在睡前注射。预混胰岛素需在早晚餐前15~30分钟皮下注射。

18 避孕药、壮阳药误区多

口服避孕药可导致癌症发生吗

有的人道听途说了解到雌激素可能会促使癌症发生，联想到避孕药中也有雌激素，就感觉长期服用会增加患妇科肿瘤的风险。其实，长期大剂量服用雌激素才会导致癌症发生，少量的雌激素则可以减少肿瘤的发病率，而复方避孕药中雌激素含量很小，且其安全性是经过了大量临床试验的。此外，对使用复方避孕药的妇女进行的长期观察发现，癌症的发生不但没有增加，其中卵巢癌和子宫内膜癌反而有所减少。

口服避孕药会导致体重增加吗

体重量增加确实是老的避孕药可能产生的不良反应，但现在使用的新一代避孕药已基本不存在这一问题。长期大规模的临床观察也发现，使用口服避孕药的妇女体重平均值未见明显增加，也就是说，体重增加并不是普遍现象。会有一小部分妇女出现食欲、体重增加，可以改用其他方式避孕，但需要指出的是，没有足够的证据说明这种体重增加就一定和避孕药有关。

避孕药会导致毛发增多吗

很多曾在二三十年前服用过避孕药的中老年女性都有口服避孕药会导致长出胡须甚至体毛增多的印象。这也成了现在女性不敢服用口服避孕药的原因之一。事实上，以前的避孕药导致毛发增多的原因是其中含有的雄激素在作怪。而现在常用的一些避孕药多为孕激素成分，如去氧孕烯炔雌醇（妈富隆），克服了雄激素的这类不良反应。

避孕药可以用来治疗青春痘吗

研究表明，雄激素分泌过多会刺激皮脂腺增生，造成皮脂合成增多和皮脂外流受阻，故容易导致毛囊皮脂腺内皮脂潴留，引起青春痘。而短效避孕药的主要成分环丙孕酮不会刺激皮脂腺分泌皮脂，减少了青春痘的发生。另外，避孕药还含有孕激素，青春痘患者服用后可抑制雄激素的分泌，使之恢复到正常水平。然而，用避孕药来治疗青春痘实际上是超适应症的用药，是在没有经过针对该适应症的大量的临床试验和严格的审批程序下使用的，无论是药效还是风险都没有可参考的数据，得不到保障，也就是说，实际上这些使用者是在拿自己做试验品。

痤疮患者存在个体差异，青春痘形成原因也不相同，用避孕药是否有效、怎么用、用多久都是未知的。并且，服用避孕药还要注意禁忌症，如服药者的月经周期至少应已稳定2年以上，肝炎、肾炎、子宫肌瘤、乳房肿块、恶性肿瘤、糖尿病、高血压、甲亢和血栓性疾病患者均不宜使用。

治疗阳痿的药物可以随便用吗

目前市面上销售的口服抗阳痿药有西地那非、伐地那非两种，均通过抑制磷酸二酯酶-5发挥作用。这类药物的特点是只在出现性冲动时，帮助勃起功能障碍的患者恢复正常的勃起功能并克服早泄。

西地那非的常用剂量推荐为50毫克，须提前30分钟空腹口服，约30分钟起效，1小时左右达峰值，可持续4~8小时。伐地那非的推荐剂量为10毫克，最快10分钟起效，作用持续时间达6~12小时。不良反应有头痛、面部潮红、视觉反应等。忌与硝酸酯类药物同用，否则会引起明显的血压下降；正在使用西咪替丁、红霉素和酮康唑等药物的患者，需适当减少用量。服药前后禁止饮酒。

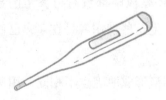

19 润喉、镇咳药的使用误区

润喉片可以当糖吃吗

润喉片主要用于治疗口腔、咽喉部的感染性疾病，如咽炎、喉炎、扁桃体炎、口腔溃疡及口臭等。因其简单、方便，口感清凉、香甜，广受大家喜爱。然而，不当使用润喉片会导致过敏，引发其他口腔疾病。

润喉片由主药和辅料组成，主药主要由一些抗菌消炎药或消毒防腐药以及一些有抗菌消炎作用的中草药制成；辅料中常加入芳香剂、甜味剂，如桉叶油、薄荷脑、蔗糖等物质，起辅助治疗和改善口感的作用。也正是因为润喉片的口感好，许多人没事的时候就含一片，以为既"爽口"又"润喉"。事实上，润喉片虽然口感很好，但仍然是药物。俗话说"是药三分毒"，任何药物都有一定的不良反应，润喉片也不例外。如果在没有炎症的情况下滥用，润喉片中的抗菌成分会杀灭口腔中的正常菌群，引起菌群失调，反而更易诱发炎症的产生。也有可能产生一些其他的不良反应，如薄荷喉片可收缩血管，削弱黏膜的抗病能力，导致口腔溃疡发生；含碘喉片对口腔黏膜的刺激性与腐蚀性很大，并可能引起过敏反应。故润喉片也应当慎用。

　　即使出现了嗓子不适的情况也不应该过度依赖咽喉片，首先，应注意科学用嗓，如改变说话的方式，变胸式呼吸为腹式呼吸。尽量争取在一定的时间内不说话，用温水润润嗓子。平时不要大声说话，多饮用温开水，滋润喉咙。多吃一些清肺养阴、化痰的食物（常饮绿茶、菊花茶或食用蛋类、萝卜、梨等），少吃辣椒等刺激性较强的食物以及巧克力等糖分过高的食物。其次，要改掉干咳的习惯，很多人经常用这个动作来清除喉中的痰或者使自己的声音更加清晰，但这个动作使声带瞬间严重拉紧，容易造成声带损伤。如果是长期大声喊叫引起的声嘶，宜食用瘦肉类、鸭肉、蛋、乳类等，忌吃辛辣、烧烤食物，更应禁酒。

　　咽喉不适不一定就是炎症，如食管癌、咽喉部肿瘤都可能引起嗓子不舒服，应在医生的指导下用药，不要一味地依赖润喉片。患者有必要对润喉片逐一认识和鉴别，以便正确选用。润喉片依照功效大致分为三类。

抗菌类	即杀死细菌，制造口腔的无菌环境，此类润喉片适用于急性咽喉炎（如西地碘华素片、草珊瑚含片等）
滋养类	不能杀菌，主要促进炎症伤口愈合，适用于慢性咽喉炎（如麦冬、胖大海等）
遮盖类	此类润喉片药效强劲，会使食用者对疼痛的感觉麻木

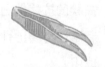

咳嗽可以马上用镇咳药吗

　　咳嗽是临床常见的症状之一，多发生在患感冒、气管炎和肺炎等疾病时。有些患者对咳嗽认识不清，认为咳嗽了就应马上使用镇咳药。实际上，有的咳嗽使用镇咳药可能发生严重的不良后果。

　　止咳药一般作用于咳嗽中枢、呼吸道感受器或感觉神经末梢，抑制咳嗽反应而达到镇咳的目的。咳嗽实际上也是机体的一种保护机制，能将呼吸道异物或分泌液等垃圾排出体外，如果咳嗽持续或较严重，就需要用药物干预。咳嗽分为无痰干咳和有痰咳嗽。对于无痰干咳来说，用镇咳药确实可以起到好的作用。但如果有痰液，镇咳药就会造成痰液不易排出，痰液中含有的大量病原体如细菌等的聚集繁殖会导致炎症恶化，潴留在呼吸道引起呼吸阻塞，甚至造成呼吸困难。有痰尤其是痰浓稠者应促使痰液排出，用药则应使用化痰类的药物，如复方甘草合剂或沐舒坦等，如果有感染，还应使用相应的抗生素，否则不杀灭致病菌，光镇咳也无济于事。此外，有些中枢性的镇咳药有一定成瘾性，如可卡因或含可待因的镇咳糖浆等，长期或反复使用可产生成瘾性或耐受性，不可盲目服用。

20 营养药、减肥药易走入的误区

营养品可以代替正常餐吗

为美容美体，以营养保健品代替正餐，这种新的饮食方式在一小部分爱美女性中悄然流行开来。

复合维生素C片、蛋白粉、葡萄籽精华……现在市面上各种各样的营养品铺天盖地，广告宣传其功能很多，例如，"蛋白粉可以补充人体胶原蛋白，维生素C可以促进机体代谢、保护皮肤细胞和皮肤的弹性，维生素E可以美容嫩肤、延缓衰老等"，使得很多爱美女性，尤其是想要瘦身的女性拿它们当正餐，一到吃饭时间，就用几颗药丸、一些牛奶、一点水果解决。她们认为，内服营养品远比主食的营养丰富，既可以科学地摄取营养，又能减少脂肪的摄入量，达到健康与保持身材的双重功效。

几粒胶囊真的就能代替正餐的营养吗？在保证一日三餐质量的前提下，适当补充一些营养品等作为均衡营养、补充膳食是可行的，但将其取代正餐则不可取。虽然保健品都具有各自的营养功效，但这都是在人体正常的营养状态下的一种辅助功能，单靠吃这些来增强体力、补充精力是不行的，如果食用不当还可能造成多种不良后果。三餐主食中含有许多人体所需的微量元素、矿物质和纤维素等，是保健品很难替代的。俗话说"人是铁，饭是钢"，人体每天对基本能量最低需求折算成米饭约在200克以上，否则人就不能正常工作。此外，身体会根据个体不同而吸收对人体有用、必需的营养物质，这些元素不是小小的几片药就可以替代的。而且每个个体对营养需求不同，同样的营养补充剂在这个人身上刚刚好，但在另一个人身上可能会出现过剩或不够等问题。

温馨提示

爱美的女性千万不能完全拒绝主食。最健康的饮食方式应该是通过合理的膳食搭配保证体内所需的营养成分，再配合适合自己的运动方式进行锻炼，长期坚持下来达到美容美体的效果。

白蛋白是营养品吗

白蛋白是营养药而不是营养品，是由健康人血浆经低温乙醇蛋白分离法提取，并经病毒灭活处理制成的蛋白类的血浆代用品，俗称"生命制品""救命药"。它最重要的作用是维持人体胶体渗透压。因此它的适用对象为：出血性休克、外伤性休克、烧伤、肝硬化腹水、水肿、恶性肿瘤及肾病等患者。

可不少人认为白蛋白制剂营养价值高，可提高免疫力、增强体质、延缓衰老等。将白蛋白当成高档营养品送给康复者，甚至自购白蛋白，要求医生注射，如一些家长还在高考前给孩子使用白蛋白，这都完全是一种误解。对于血浆白蛋白水平正常的人来说，既是一种极大的浪费，也会给健康造成严重危害。

营养方面

从营养角度来看，白蛋白营养价值并不高，它所含的氨基酸组成中，缺乏人体必需的色氨酸和异亮氨酸等。如果输注白蛋白，不但对人体无益，反而会抑制人体本身的白蛋白的合成，使其分解加速，造成不良后果。

安全方面

目前生产的白蛋白制剂，是经过了60℃、10小时以上的加热消毒处理的，一般来说使用比较安全。但在大剂量输注时，白蛋白制剂中若干生物活性物质可能导致血压下降、休克，甚至引起免疫功能下降。

严重后果

如果白蛋白输入过多、过快，血中白蛋白骤然增加，会加重心、肺、肾等重要脏器的负担，严重者可能引发脏器衰竭。

因此，不仅健康人不应使用白蛋白，心、肺、肾等脏器有慢性疾病者也不宜使用白蛋白。

中老年人可以"一钙而论"吗

现在缺钙和补钙已成为中老年人的热门话题，不仅媒体广告宣传多，医务工作者、中老年人自身和家人很多都认为，年龄大了，自然骨质疏松，会缺钙，吃吃含钙的药物总是没错。那么，中老年人是不是都应该药物补钙呢？

首先让我们来看看人体内钙的浓度是由哪些因素决定的。钙和磷是人体骨骼的主要组成成分，同时钙又参与了许多人体生理机能过程和代谢活动。人体钙的需求量受生长发育和代谢的影响，生长发育时期的少年儿童、孕妇以及哺乳期妇女钙的需求量大，而成年人对钙的需求主要源于维持基本生理和代谢的需要。

除了正常的人体需求外，人体调节机制对钙的代谢起到至关重要的作用。钙的代谢受人体颈部甲状旁腺分泌的甲状旁腺素和甲状腺滤泡旁细胞分泌的降钙素共同调节。甲状旁腺分泌激素的功能又受到脑垂体激素的制约，而这一制约又来源于血液中钙和磷浓度的反馈抑制，它们构成一个完整而有效的调节链。正因为这样一个精密的调节链，正常成人体内的钙是能够满足自身需要的，无需额外补充。除此之外，维生素D也对钙、磷代谢起到重要的作用，它的合成受到日光照射的影响。

很多中老年人会出现骨质疏松，原因不在于人体钙的供应不足，而是人体对于钙的吸收和利用障碍。随着年龄的增长，人体各机能减退，分泌相关调节激素的量减少或比例失衡，导致钙质的吸收减少，利用不足，而丢失和排泄增加。与此同时，伴随着年龄的增加和运动功能的减少，骨骼的溶骨增强，成骨减弱，更加重钙、磷的丢失和排泄。

　　从上述分析不难看出，一般中老年人缺钙不是摄入不足，而是利用不足和丢失增加。年龄在60岁以上的人，一般每天需要摄入800毫克的钙，过量的钙并不能被吸收变成骨骼，而游离于血液之中造成血液中钙离子浓度的增高，引起与其相关的心脑血管疾病，如冠心病、脑动脉硬化等。除此之外，为了达到血液中钙磷离子浓度的稳定，也会大大增加肾脏负荷。英美研究人员对全球各地的1万多名中老年人补钙研究进行汇总，发现服用补钙药物的中老年人患心脏病的风险比不补者要高出30%，但通过饮食补钙则无此顾虑。

　　所以，除了生长发育期的少年儿童、孕妇、哺乳期妇女以及因各种原因导致营养不良者外，一般人无需额外的药物补钙，而是应保障日常饮食中有足够的钙源，如骨头汤、牛奶等，并减少钙的丢失，如少喝咖啡、可乐，少吸烟。另外，晒太阳和户外运动也是必不可少的。

减肥药可以随便吃吗

　　对一些患有糖尿病、血脂异常及睡眠呼吸障碍等疾病的肥胖患者，应用药物减肥有一定必要。但需要强调的是，所有减肥药都必须在节制饮食的条件下使用才有效。目前常用的减肥药主要有：食欲抑制药，如氟西汀、西布曲明、安非拉酮等；抑制肠道消化吸收的药物，如葡萄糖苷酶抑制剂、柠檬酸和奥利司他等；促进脂肪转化的左旋肉碱；利尿剂；影响胃肠道排空的食用纤维，各种植物药，如苜蓿、可拉果、红薯等。

　　除了天然成分的植物药外，其他的减肥药均会引起不同程度的神经、消化系统症状，如头痛头晕、恶心呕吐、腹泻腹痛等，严重者甚至会引起肾衰或心衰。所以在服用时切不可贪多求快，需要密切观察药物对人体的不良反应，出现问题立即停药，避免严重不良反应的发生。

　　同时，对市面上宣称所谓"无毒副作用""无需运动""无需节食"的减肥药，应具有一定判断力。须知人体内的代谢是平衡的，只有通过少吃多运动的方式，才能消耗多余的脂肪和热量。

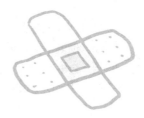

21 中成药的误区

中成药无毒副作用吗

　　经常看到有些药品或保健品被宣称是"天然制剂""纯中药制剂""无毒副作用"，其实"中成药无毒"是一种误解，中成药如果应用不当，也与西药一样能引起副作用和毒性反应，轻则贻误病情，重则危及生命。下面就列举一些常用的中成药，谈谈它们的毒副作用。

六神丸　含有蟾蜍素和雄黄等有毒成分，有的人因为咽喉痛服用了六神丸，结果出现皮肤瘙痒、烦躁不安、面色苍白、恶心呕吐、嗜睡昏迷以及呼吸困难、心律不齐等症状。

金匮肾气丸　又称八味地黄丸，此药常用于治疗腰酸腿软、小腹急痛、烦渴不眠、小便不利或尿频等症。但有些人服药后，会出现皮疹、恶心、腹痛、腹泻、水肿、头痛及血压上升、心跳加快等不良反应。

小活络丸

有报道因患外伤性肩周炎或腰部扭伤而服用此药，结果竟出现了胸闷、呼吸困难、全身皮肤瘙痒等症状，经过治疗，症状才消失。究其原因，可能与组方中的地龙（蚯蚓）所含的动物性蛋白质导致过敏有关。

逍遥散

主要用于治疗头痛目眩、倦怠乏力等症。但有报道因患三叉神经痛服用该药，一周后全身出现点状粉红色丘疹、面部及下肢水肿、恶寒高烧、头部胀痛，停药治疗后痊愈。

三仙丹、安宫丸、朱砂安神丸

它们都含有朱砂，即硫化汞，久服可中毒。

其他

服用消咳喘不当，可导致心律失常；服用附子理中丸不妥，会引起舌头卷缩、呼吸急促；滥用柴胡注射液、鹿茸精注射液等会引起过敏性休克等。而最近几年中药注射剂频发不良反应更是把中药的安全性推上了风口浪尖。为了避免用药时出现上述种种不良反应，在用药期间，应密切观察用药后的反应，一旦出现异常，立即停药，速去医院诊治。

　　"中药无毒"的说法深入人心，成了一种惯性思维，原因之一还在于对大部分中药其有效成分及药理作用研究没有西药透彻。西药上市使用之前都需要进行长期和大样本的临床试验，对不良反应的研究比较充分，在说明书上相应部分写得也很清楚，对自己的短处揭露绝不含糊，这实际上是给予了患者充分的知情权，最大限度地保护了患者。而中药的不良反应研究比较欠缺，尤其是中草药，大都是经验用药，很多药的有效成分分析尚在探索中，更别说对不良反应的研究了。对于一些中成药，相关研究数据也非常缺乏，说明书中相应部分要么简单描述，要么省略，这就误导了患者，认为非常安全。另外，媒体在宣传时常刻意强调"纯中药制剂"，实际上为"中药无毒"起到了推波助澜的错误引导作用。

多吃人参是有益无害的吗

　　人参是一味名贵的中药。中医认为，人参具有大补元气、复脉固脱、补脾益肺、生津止渴、安神益智等功效，被誉为"百补之王"。在一些由于感染、失血、心肌梗死所引起血压下降而致休克的危急情况下，吞服3~10克人参粉或煎成汤服，常会起到"起死回生"的作用。久患慢性病的患者或体质虚弱者，秋冬时节服用，也能收到滋补强身的效果。有些人认为人参是一种补品，吃了对身体只会有好处，因此喜欢在做汤时或泡药酒时放点人参。其实，人参虽补，但服用也有禁忌，有一些人不宜服用人参。有的人本来不虚，乱用人参滋补，因为"补"得过头，往往还会出现口舌生疮、鼻出血、胸闷厌食、大便秘结等症状。

过敏体质的人不宜 若服用人参后出现皮疹，则不可服用。有化脓性发炎时更不可服用。

高血压患者慎用 高血压患者属肝阳上亢者，服后易引起脑血管意外，但虚寒的高血压病者可用人参，不过用量宜少；当收缩压大于180毫米汞柱时，无论哪一型患者均不宜服用人参。

感冒发热时一般不宜服用人参 因发热时心悸剧烈，服用人参会加速血液循环，使心悸更甚而加重病情。

有下列症状者忌用人参 因突然气壅而得的喘证，因燥热引起的咽喉干燥，一时冲动引发的吐血、鼻衄等。

湿热壅滞导致的水肿，服参后水肿更甚 这是因为人参有抗利尿作用。另外，肾功能不全伴尿少者亦慎用。

失眠、烦躁属实证者不宜服用人参 否则睡眠更差。

凡气盛、身热、脉滑实有力、大小便不通而实热者均不宜服用人参。

炊具也讲究 无论是煎服还是炖服，忌用五金炊具。

吃人参时不宜喝茶、吃萝卜 因为这两种食物都有行气的作用，而人参大补元气，进补后又把它的作用排除，等于白吃。

人参忌与葡萄同吃 葡萄中含有鞣酸，极易与人参中的蛋白质结合生成沉淀，影响吸收而降低药效。

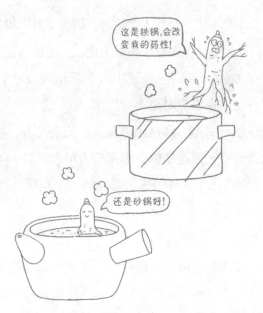

煎煮中药最好选择瓦罐、砂锅类器具，避免用铝、铁质容器。

第三章

常见疾病
合理用药须知

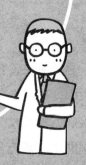

1 合理用药客观标准

　　用药不合理是导致药源性疾病、引起严重药害事件的关键。如2011年2月发生的"尼美舒利事件"，正是与该退热药的不当使用有关。该药虽是处方药，但价格便宜、缺乏监管，家长们随时就能在药店买到。由于缺乏医师用药指导，家长易给患儿过量或长期用药，导致了不良反应的发生率大大增加。从某种程度上说，不合理用药才是造成这次药害事件的"罪魁祸首"。

什么是合理用药呢

　　总的来说，合理用药要求最大限度发挥药物的治疗作用和最大限度地减少药品不良反应。由于药物的品种及疗效有限，而疾病的种类及严重程度无限，不能简单地以疾病是否治愈作为判断用药是否合理的标准，而要遵循安全、有效、经济、方便这一客观标准。尽管对于合理用药的理解是"仁者见仁，智者见智"，但合理用药，必须考虑疾病、药物及患者等多方面因素。

　　■ 明确疾病诊断，减少用药失误　有时候疾病所表现出来的症状不典型或缺乏特异性，易造成诊断失误。比如疟疾患者，会有头疼、发热、鼻塞、流涕、四肢酸软等症状，在流感流行季节很容易被误诊为流感。如果此时使用解热镇痛药、银翘解毒片等进行对症处理，极易掩盖病情，导致病情延误。因此，疾病的明确诊断是合理用药的必要前提。

选择最佳药物，避免药物滥用 选药要有明确的指征。针对患者具体病情，选择药效可靠、方便安全、价廉易得的药物制剂，禁止使用疗效不确切的药物。

排除禁忌症 考虑药品不良反应对患者伴有的并发症的影响，如患风湿性关节炎的患者同时患有胃溃疡，若使用水杨酸类药物，则可以加重溃疡，甚至引发胃出血。

注意药物之间的相互作用 同时或先后应用两种以上药物，可使药物效应增强或减弱，从而影响疗效和引起不良反应。此外，药物在体外也可直接发生物理的或化学的相互作用而影响药效或增加毒性，即配伍禁忌，如输液配置与静脉滴注时须特别注意。

制订最佳治疗方案，实行个体化给药 基因的差别让患者对治疗药物的反应有所不同，需要针对每个个体的不同特性来制订给药方案，因此很多情况下"同病不能同治"。实行个体化给药需要在选择了合适药物后，根据药物代谢动力学特点设计针对个体的有效血药浓度的治疗方案，包

括给药途径、剂型、给药剂量、给药间隔时间和疗程等
选择。

为普及合理用药知识，让大家更好地理解什么是"合理用
药"，以下章节将介绍一些常见疾病的合理用药须知。但必须
注意的是，由于大部分疾病（如高血压、高脂血症、糖尿病
等）所用的药品大多为处方药，因此必须经医师诊断后开出处
方并在医师指导下方可购买与使用。

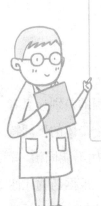

合理用药要求最大限度发挥药物的治疗作用和最
大限度地减少药品不良反应。由于药物的品种及
疗效有限，而疾病的种类及严重程度无限，不能
简单地以疾病是否治愈作为判断用药是否合理的
标准，而要遵循安全、有效、经济、方便这一客
观标准。

2 平稳降落的艺术
——如何合理使用降压药

随着社会发展、生活水平的日益提高，人们作息规律和饮食结构发生变化，出现"三高"的人群越来越多，甚至有向低龄化发展的趋势。所谓"三高"指的是高血压、高脂血症和高血糖，这些疾病的发生一方面与遗传相关，另一方面与日常生活和饮食习惯有密不可分的关系。而且不同疾病的发病因素相互关联，在治疗上也有千丝万缕的关系。本节重点介绍如何合理使用降压药，以帮助人们克服疾病所带来的困扰。

降压药的应用原则有哪些

■ 急重症急治、轻慢症缓治　对一些急症、重症患者，如出现高血压危象、高血压脑病等，需要选用强效或者速效的药物来迅速控制病情缓解症状，防止因病情进展而导致出现生命危险；而一些没有并发症的患者，即使血压较高，也应以逐渐增加剂量的方式使血压稳定、缓慢下降，避免血压骤降引发心脑血管意外事件。

■ 坚持长期、规律服药　除了一些较轻的高血压患者外，一般高血压患者需要长期坚持治疗，如果时停时服，容易因为血压时升时降，引起血管受损，导致并发症和意外的产生。所以，在将血压控制到理想水平后，应该选用缓和、持久、不良反应少以及服用方便的药物长期维持应用。而且还应结合人体内血压的时辰变化规律来服药，晨起服药、睡前忌用是科学的服用方法。

- 合理选择联合用药　不同机制的药物联用可以提高疗效，减少每种药物的单用剂量，同时还有可能互相抵消原有的不良反应。大多数高血压患者都需采取联合用药的形式，但剂量和组合因人而异，需要在专业的临床医师和药师的指导下实施个体化治疗。经常与其他药物联用的主要有利尿剂和钙拮抗剂。

- 不可随意减量或停用　有些患者在服用药物一段时间后，感觉没有明显的症状，或者因为服药后引起了不适，便开始随意减少用量或者停用药物，这也是不科学的。对症状缓解或有不适的患者，应在监测血压的情况下逐渐减少剂量，直至达到最小的剂量，既可减少不良反应的影响，也可维持理想的降压效果。如随意减量或停用，易引起血压反跳。

降压药的常见不良反应有哪些

利尿剂　可导致电解质紊乱、血糖升高、血脂升高和高尿酸血症等

β受体阻断剂　可导致乏力、低血压、心动过缓和加重胰岛素抵抗等

钙拮抗剂　可导致头痛、反射性心率加快和心绞痛等

血管紧张素转化酶抑制剂　可导致难治性咳嗽、高血钾、皮疹等

血管紧张素 II 受体拮抗剂　不良反应较少，可导致头痛、头晕等

交感神经抑制剂　可引起直立性低血压

血管扩张剂　有可能因使血压下降过快而使心率反射性加快

降压药常见注意事项有哪些

应采取综合性治疗　除服用适当的药物，高血压患者日常生活中注意劳逸结合、饮食少盐少脂、适当体力活动、避免情绪激动等都是保证治疗有效的综合措施。

一定要针对个体治疗　抗高血压药物种类繁多，不良反应各不相同，而高血压患者常常会合并其他疾病，因此个体化治疗尤为重要。比如，β受体阻断剂忌用于支气管哮喘、糖尿病和伴有心功能不全的患者；心动过缓、房室传导阻滞的患者不宜使用钙拮抗剂；尿酸升高的患者则应慎用利尿剂。

与其他药物联用需谨慎　如β受体阻断剂与降糖药联用会引起严重低血糖，与华法林合用会诱发自发性贫血；钙拮抗剂与洋地黄类药物合用会引起洋地黄中毒，与抗心律失常药物合用诱发低血压，使苯妥英钠和茶碱浓度增高；

利尿剂与吲哚美辛合用会降低疗效，与链霉素合用会加重毒性反应，会影响口服降糖药的疗效；交感神经抑制剂与抗抑郁药、单胺氧化酶抑制剂合用会诱发精神症状等。

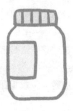

- 合用降压药须注意　β受体阻断剂与钙拮抗剂合用，会引起心动过缓、房室传导阻滞和心衰；血管紧张素转化酶抑制剂与保钾利尿剂合用会引起高钾血症；可乐定与β受体阻断剂合用可能使血压升高，毒副反应也有相加作用等。

- 特殊人群用药须谨慎　老年人应注意降压切忌过快过低，应结合原来的血压水平，将其控制在合理范围或稍高于正常值都是可行的，如血压降得太低有可能导致器官供血不足；儿童原发性高血压的药物治疗存在争议，但优化生活方式应是综合治疗的首选；孕妇经常会伴有血压升高，如果超过160/105毫米汞柱，需要使用药物治疗，在孕期不同的时段，选药有不同的讲究，应由专业医务人员来指导。

3 如何选对药物合理降糖

　　糖尿病分为1型和2型两种类型，两者发病的原因不同，选择的药物也各有所异。其中1型糖尿病也称胰岛素依赖型糖尿病，好发于青少年，体内的胰岛素分泌绝对不足，必须直接补充外源性胰岛素才能使体内的葡萄糖完成正常代谢。2型糖尿病也称非胰岛素依赖型糖尿病，患者体内也会出现胰岛素分泌不足，但分泌胰岛素的胰岛B细胞仍有功能，可以通过口服药物刺激其分泌增多；这一类糖尿病患者还可能出现胰岛素抵抗，这是由于体内周围组织的胰岛素受体数目减少或敏感性降低，使得患者体内的胰岛素虽然并不缺乏，但无法发挥正常的生理功能。对于2型糖尿病患者而言，调节饮食和口服降糖药是首选，但如果口服降糖药控制不好，也需选择胰岛素注射治疗。

　　2型糖尿病患者根据体重又分为肥胖和非肥胖两种类型，治疗方法也有所不同。肥胖患者常伴有胰岛素抵抗和高胰岛素血症，因此使用磺脲类或外源性胰岛素无明显作用，应首选二甲双胍、阿卡波糖和罗格列酮等。非肥胖患者的主要病因是胰岛素分泌不足，使用磺脲类药物可以控制大多数患者血糖水平。磺脲类根据维持时间分为短效、中效和长效，根据作用强度又分为强效、中效和低效等不同制剂。并不是作用时间越长、强度越高的药物就越好，需要根据患者年龄、肝肾功能、血糖水平和对不良反应的耐受程度等来选择。此外，正确的服用时间与方式也是口服降糖药能充分发挥疗效的前提。

　　注射用胰岛素根据维持疗效的时间分为速效、短效、中效、长效和预混多种剂型，根据来源分为动物胰岛素、半合成人工胰岛素、基因重组生物合成胰岛素和人胰岛素类似物。患者可以根据病情特点和经济承受能力来选择使用，同时结合这些制剂的起效时间和维持时间合理应用，才能达到平稳降糖的效果。

降糖药的不良反应

磺脲类降糖药的常见不良反应为胃肠不适、恶心、腹痛、腹泻。大剂量氯磺丙脲还可引起中枢神经系统症状，如精神错乱、嗜睡、眩晕、共济失调。长效磺脲类药物易导致持久性的低血糖症，因此老人及肝、肾功能不良者最好选用短效药物。二甲双胍类和α-葡萄糖苷酶抑制剂可引起恶心呕吐、腹泻、腹痛、便秘、食欲减退、消化不良及胃部不适等消化道症状，也会出现皮疹及流感样症状。胰岛素增敏剂可引起轻中度水肿、贫血、低血糖、肝功能异常及血脂增高等。根据国家药品不良反应信息通报，罗格列酮有引起心脏病发作和卒中的风险。

使用降糖药有哪些注意事项

■　掌握正确的服用方法　口服降糖药，类型不同则服用的时间不同，前文中已有说明；同时，剂型不同服用的方法也不同，如缓释片只需每日早晨服用一次即可，而二甲双胍如制成肠溶片可避免对胃的刺激，使其不一定非要餐后服用。需要注意的是，规律用药不但可以平稳保持血糖水平，还能减少耐药情况的发生。

与其他药物合用的禁忌　与噻嗪类利尿剂、甲状腺激素类药物合用会使血糖升高，抵消降糖药作用；与普萘洛尔、磺胺类药物、阿司匹林等合用会引起严重的低血糖反应；与苯妥英钠等肝药酶诱导剂合用会降低降糖药的疗效；与吲哚美辛合用会引发高血糖；与肾上腺素和糖皮质激素类合用可拮抗降糖药作用；与加替沙星合用会引起原因不明的血糖波动等。

合并其他疾病的选择用药　糖尿病合并高血压的患者，最好不用β受体阻断剂（如普萘洛尔等），因降糖药可能引起低血糖，而β受体阻断剂会掩盖其临床症状，导致严重后果；如选择二甲双胍需要配合服用维生素B_{12}和叶酸；肾功能损害严重的患者，需要选用胰岛素治疗。

4 如何规范使用调脂药

对一些长期不运动、体重偏重或者爱饮酒的人群，体检的时候常常会发现胆固醇、甘油三酯偏高，甚至还伴有轻度脂肪肝。那么这时是否应服用调脂药呢？答案是否定的，事实上，如果这时贸然使用调脂药反而会对身体带来不利影响。当仅发现血脂升高而没有合并高血压、心脏病和糖尿病等疾病时，一般可以不用服药，而是通过改善生活方式和调节饮食来达到调节血脂的目的。这需要人们控制体重，坚持合理运动、戒烟戒酒，并且少吃高脂肪、高胆固醇、高糖的食物，不饮浓茶、不吃辛辣调味品，多吃新鲜的水果和蔬菜等。

如果血脂异常并伴有心脑血管、糖尿病等疾病，就要进行积极的调脂治疗。甚至对血脂正常的冠心病患者，如伴有胸痛，临床治疗指南上推荐应用调脂药作为二级预防的措施。

如何合理选用调脂药

临床常用的调脂药包括：他汀类，如辛伐他汀、阿托伐他汀等；维生素B_3类，如阿昔莫司、烟酸、烟酸肌醇等；贝特类，如吉非贝齐、非诺贝特等；胆酸螯合剂，如考来烯胺、考来替泊等；多烯脂肪酸类，如亚油酸、脂肪酸等；其他，如熊去氧胆酸、谷甾醇、泛硫乙胺等。

其中应用最多的是他汀类药物。除了能减少胆固醇合成、加速胆固醇的清除外，他汀类药物还具有稳定粥样斑块、改善血管内皮舒张功能、抗氧化、抗炎、抗凝和抗血小板聚集的作用。在降脂、冠心病的预防和治疗中发挥着重要作用。

规范应用上述药物的关键在于对症下药。高胆固醇血症首选他汀类，可以联合胆酸螯合树脂类或烟酸类治疗；高甘油三酯血症首选贝特类，同时也可以配合烟酸类和多烯脂肪酸类；一些贝特类药物因为具有中等降胆固醇的作用，适用于混合型高脂血症，如苯扎贝特等，也可配合烟酸类、泛硫乙胺治疗。

最后需要注意的是，当血脂控制达标后，应逐渐减量，然后以药物的最低有效剂量长期服药来维持疗效，否则不但前功尽弃，发生心肌梗死等意外事件的概率也会大大上升。

使用调脂药有哪些主要的不良反应和注意事项

不良反应　他汀类，会引起肝功能损伤、横纹肌溶解综合征，表现为转氨酶升高和肌肉酸痛无力，停药后好转，但严重时会导致急性肾功衰，因此需要坚持定期检查肝脏功能和肌酸激酶的水平；贝特类，会引起非特异性的胃肠道症状和胆结石；烟酸类，大量使用会引起面部潮红、肝脏毒性、痛风和扩张血管等反应，严重时需停用；胆酸螯合剂，会引起便秘、食管反流、恶心等胃肠道症状。

注意事项　①合理掌握服药时间，由于夜间人体合成胆固醇最活跃，而他汀类主要是通过限制胆固醇的合成起作用，因此晚上服药所产生的胆固醇降低幅度较白天服药大，所以他汀类药物应晚间顿服。②联合用药需谨慎，由于药物联用会加重不良反应，特别是他汀类药物与贝特类、烟酸类、甲状腺素、免疫抑制剂、吡咯抗真菌类药物、钙离子拮抗剂、大环内酯类抗生素或葡萄柚果汁同服时，会导致横纹肌溶解综合征的发生率升高。因此，在应用调脂药物前，需将自己正在使用的药物告诉医护人员，有助于合理选择治疗药物，避免严重不良反应的发生。

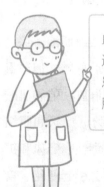

血脂异常并伴有心脑血管、高血糖等疾病，就要进行积极的调脂治疗。甚至对血脂正常的冠心病患者，如伴有胸痛，临床治疗指南上推荐应用调脂药作为二级预防的措施。

5 怎样正确服用胃药

胃溃疡患者应如何服药

人体胃部分泌胃酸和胃蛋白酶以帮助食物消化，但在一些特殊情况下，胃酸和胃蛋白酶会损害胃黏膜而形成溃疡，严重时发生穿孔、出血等并发症。引起胃溃疡的原因有遗传、精神刺激、环境因素、药物作用和吸烟等，但大部分的胃溃疡患者发病与幽门螺杆菌感染有关。因此，一旦发现有胃溃疡，就需检查是否有幽门螺杆菌感染，如结果为阳性则需尽快行抗菌治疗。

幽门螺杆菌的根治方案　采用三联用药的方式，即质子泵抑制剂（如奥美拉唑）+克拉霉素+阿莫西林或甲硝唑（呋喃唑酮），连用1~2周，根据具体情况加用胃黏膜保护剂如胶体铋等。停药后复查，如未能根治则需继续治疗。发现感染后，餐具应单独使用，避免感染给家人；而治疗过程中，餐具也需定期消毒，避免重复感染。

人体胃酸分泌有2个高峰，分别为餐后和凌晨2时左右，上午分泌最少，下午到次日凌晨分泌逐渐增多。结合这种生理规律，抗溃疡药物服用方法如下。

■ 抑制胃酸药　抑制胃酸和胃蛋白酶的分泌，促进溃疡愈合。有质子泵抑制剂，如奥美拉唑（洛赛克）、兰索拉唑等；组胺H_2受体拮抗剂，如西咪替丁（泰胃美）、法莫替丁（高舒达）等。这些药物在饭前30分钟，或每日下午及临睡前服用效果好。每日1~2次，服药时间为3个月左右。需要注意的是，质子泵抑制剂长期应用会引起肝功能异常，表现为皮肤瘙痒、变黄等；而组胺H_2受体拮抗剂会引起幻觉、定向力障碍和精神紊乱，司机、高空作业者和老人应慎用。

■ 抗酸药　能中和胃酸，减少胃酸对溃疡面的刺激，缓解疼痛。多为复合制剂，通常含有碳酸氢钠、氢氧化铝等。饭后1~2小时服用，也可根据需要服用。

■ 胃黏膜保护剂　可以保护胃黏膜免受胃酸刺激，促进溃疡愈合。如硫糖铝、米索前列醇、枸橼酸铋钾（得乐、迪乐）等。宜在饭前或睡前30分钟服用，也可以根据需要服用。如与抗酸药联用，服用间隔至少达1小时，不宜与牛奶同服。服用后大便颜色可能变黑，属正常现象，停药后好转。因含有金属离子，不能长期使用。

■ 促胃排空药　通过抑制交感神经促进胃肠蠕动，加快胃排空，减少食物对胃的刺激。如多潘立酮（吗丁啉）、甲氧氯普安（胃复安）、莫沙必利（加斯清、快力）等。宜在饭前30分钟服用，症状减轻即可停用。

■ 抗胆碱类药　通过减少胃酸分泌、解除平滑肌痉挛，达到

温馨提示

胃溃疡患者由于消化吸收功能减弱，常常会影响维生素的摄入，因此需要格外补充。但是维生素易与抗溃疡药发生相互作用，如碱性的抗酸药和酸性的维生素C之间会发生中和反应，所以必须与抗溃疡药错开2小时服用。

延缓胃排空的目的，有利于延长抗酸药的作用。因此不宜与促排空药合用，常用的有颠茄片或浸膏、阿托品、溴丙胺太林等，通常用于缓解疼痛，不宜长期使用。

消化不良如何选择用药

消化不良的原因有两类：一是胃肠动力降低；二是消化酶分泌减少。这也是为什么老年人容易发生消化不良的原因。常用的药物则包括促胃肠动力药，如多潘立酮（吗丁啉）以及各种消化酶，如胃蛋白酶、淀粉酶、胰酶、干酵母等，常制成复方。对消化酶的选择也有讲究：一要选择活性高的产品，并且最好能含有胰酶；二要选择肠溶制剂可保护胰酶不被胃酸灭活。

哪些药物可以导致药源性胃病

药源性胃病也是常见的药物不良反应。以下这些药物在应用时应排除胃部疾病既往史，必要时加用护胃药，以免加重或诱发原有疾病。

解热镇痛药，如阿司匹林、吲哚美辛、保泰松、布洛芬等，会引起胃黏膜炎症、溃疡，或使溃疡出血；抗感染药物，如四环素、甲硝唑和多黏菌素，可引起恶心呕吐和腹痛；肾上腺皮质激素，可诱发溃疡形成或使溃疡复发、恶化；抗肿瘤药物，如5-氟尿嘧啶、甲氨蝶呤等，可使胃肠黏膜产生炎症、肿胀和糜烂；降糖药可使胃液分泌增加、胃酸增高诱发溃疡等。

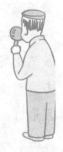

6 如何避免心脏损伤

　　前面谈到高血压、糖尿病和高脂血症是常见的疾病，往往进一步发展就会造成心脏损伤。如长期高血压可导致心衰，高脂血症导致冠心病、心绞痛等。而另一方面，有些药物也会引起药源性心脏损伤，如慢性心力衰竭患者，在应用地高辛时应注意：地高辛与麻黄碱合用，会引起心律失常；与抗酸药、胃肠动力药合用，会降低疗效；与氢氯噻嗪合用，会增加对心脏毒性；与钙离子拮抗剂合用，会引起地高辛中毒等。此外，阿霉素类的抗肿瘤药会引起心肌病，罗非昔布等COX–2抑制剂会诱发心力衰竭。

温馨提示

一些常用心脏保护药，如果使用不当，会使疾病加重。因此提醒心绞痛患者，在使用硝酸甘油时应注意：平时观察药物有无变质或是否在有效期内，以免急救失效；每次舌下含服1片，每5分钟可重复1片，直至疼痛缓解，如果15分钟内总量达3片后疼痛持续存在，应立即就医；服药时最好能坐着服药，因为站着服会引起晕厥，而躺下会加重心脏负担；药物应随身携带、固定位置、方便随手取用；最好让您的家人也熟知药物存放的位置和正确的使用方法。

7 疼痛用药如何选择

目前临床上最常用的疼痛用药包括阿片类药物和非甾体类抗炎药。那么，患者在应用中该如何选择，应遵循的原则又有哪些呢？

如何正确选用阿片类药物

阿片类药物的应用指征包括慢性癌痛、急性疼痛（术后疼痛等）和慢性重度非癌痛（糖尿病引起的足痛等）。

■ 应用原则 ①尽量口服：口服是最安全亦有效的给药途径。②按阶梯给药：阿片类药物根据止痛效应分为强效和弱效，应根据疼痛程度选择不同效应的药物。③按时给药：有些患者只在疼痛时服药，这不但使止痛效果达不到预期目标，更容易发生耐药。④个体化给药：结合患者情况选择药物品种和给药剂量，如肠梗阻的患者最好选择芬太尼贴剂、每个患者都通过剂量滴定来决定给药剂量。⑤注意细节：及时处理不良反应。

■ 不良反应 ①便秘、恶心呕吐：几乎所有使用强效阿片类药物的患者都会发生。因此，在开始给予阿片类药物的同时，也要预防性给予止吐药和通便药。②尿潴留：停药后好转。③呼吸抑制：亦发生于使用强效阿片类药物时，如大剂量使用芬太尼时易出现，可用纳洛酮拮抗。④精神症状：可引起嗜睡、谵妄、烦躁等症状，停药后好转。

温馨提示

阿片类药物属于国家管制的特殊药品，因此在处方、购买、领取和保存的各个环节都有相应的法律法规做出了规定。患者需要按照规定合理、合法地使用和保管阿片类药物，否则要承担法律责任。

如何正确选用非甾体类抗炎药

非甾体类抗炎药的应用指征包括慢性癌痛、各种急慢性疼痛的治疗。

应用原则　①掌握应用指征，慎重使用。因近年来非甾体类抗炎药的应用逐渐泛滥，引起不良反应事件增多，需严格根据适应症用药。②避免大剂量长期使用。选用不良反应较小的药物种类和剂型，非甾体类抗炎药间不良反应的类型和程度各有不同，如对乙酰氨基酚大剂量长期使用可导致急性重型肝炎，布洛芬和双氯芬酸钠的胃肠道反应较少，阿司匹林肠溶片对胃肠道刺激也相对较小。③使用个体化。如对同时应用抗凝药的患者，选择对血小板功能影响小的塞来昔布等，避免造成出血倾向。④避免同时使用2种或以上非甾体类抗炎药，以免增加毒副作用。⑤注意并发症对用药的影响，低血容量、低白蛋白血症等可能增加非甾体类抗炎药的肾毒性和耳毒性。

不良反应 可引起消化道溃疡，导致出血、穿孔，应预防联合使用胃黏膜保护剂，减少消化道溃疡的发生率，同时酒精过量、老年人、消化道溃疡 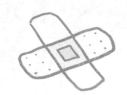 病史的人群慎用；引起血小板功能障碍，应避免与抗凝药同用，但特异性的环氧化酶-2抑制剂（塞来昔布、伐地昔布等）出现该反应的风险小；引起肝肾毒性，在老年人、肾脏疾病患者中易发生。非甾体类抗炎药在体内的代谢时间随年龄而延长，因此老年人使用时，需格外关注用药的剂量和时间间隔。

8 如何正确使用抗哮喘药

为何要区分控制类药物和缓解类药物

哮喘治疗药物分为控制类药物和缓解类药物。控制类药物需要长期每天使用，以抗炎为主，控制气道慢性炎症引起的症状。缓解类药物是指按需使用的药物，可迅速缓解哮喘症状，但对气道炎症无作用。

如果不了解哮喘药物的分类及使用方法，错误地在哮喘发作时使用控制类药物，自然无法有效缓解症状，更会令患者误认为该药物无效；有些患者则忽略了预防用药，未能有规律使用控制类药物，而是等到哮喘发作时频繁使用缓解类药物，但病情缓解后又未采取预防性治疗措施，导致哮喘反复发作并加重。

抗哮喘药应用时有哪些注意事项

■ 控制类药物 吸入型糖皮质激素（ICS），如布地奈德、氟替卡松等，是目前防治哮喘最有效的抗炎药。患者达到哮喘控制还需维持治疗3个月方可减量，每3个月减少ICS剂量的25%，用药后须认真清漱口咽部，吸烟患者须戒烟并提高用量；长效β_2受体激动剂，如沙美特罗等，需与其他药物联用，与ICS的联用吸入剂是治疗持续性哮喘的首选；白三烯受体拮抗剂，如孟鲁司特、扎鲁司特等，也可用于缓解治疗，适用于合并过敏性鼻炎、运动性哮喘及阿司匹林不耐受者；缓释茶碱片，由于治疗安全指数低，长期使用需监测血药浓度，严重心律失常者禁用；全身激素，尽量短时间、低剂量的口服使用。

缓解类药物　短效β_2受体激动剂，常用有沙丁胺醇、特布他林等，所有哮喘患者必备的急救药物，可雾化吸入，避免长期、单一的用药，减少耐药现象；抗胆碱药，常用有异丙托溴铵等，起效比短效β_2受体激动剂慢，但作用时间略长，联用效果更佳，对有吸烟史的老年哮喘患者较为适宜，妊娠早期妇女、青光眼和前列腺肥大的患者慎用；全身激素，如泼尼松、甲泼尼龙等，根据发作的严重程度决定使用时间，但尽量短时间使用，结核病、寄生虫感染、骨质疏松、青光眼、糖尿病、重度抑郁症或消化性溃疡患者慎用；氨茶碱，静脉使用时注意剂量不要过大，监测血药浓度，严重心律失常者禁用。

正确使用吸入药物装置　分为定量气雾剂和干粉吸入剂两种。定量气雾剂为深呼气、吸揿同步，深而慢吸气、屏气、漱口；干粉吸入剂为开盖拔出，填充药物呼气，深而长吸气、漱口。

抗哮喘药有哪些主要不良反应

吸入型糖皮质激素 引起声音嘶哑、咽部不适和念珠菌感染，但大多数可通过吸药后用清水认真清漱口咽部而避免。

全身糖皮质激素 长期应用可引起血糖和血压的波动，降低骨密度导致二重感染，因此需避免长期大剂量使用。

短效β₂受体激动剂 长期应用可引起骨骼肌震颤、低血钾、心律失常等不良反应，故也应避免长期过量使用。

茶碱类药 "治疗窗"窄，易引起心律失常、血压下降甚至死亡，故应监测血药浓度，及时调整剂量和滴速。

抗胆碱能药 类似阿托品，可引起心悸、头痛、头晕、恶心、呕吐、视物模糊、口干、咳嗽、排尿困难以及皮疹等不良反应。

9 怎样正确选用感冒药

合理选用感冒药应有哪些原则

■ 对症治疗、辨证选用　感冒多是由病毒引起，目前抗病毒药的效果不尽如人意，而且病毒在体内从繁殖到消除有一个自然周期（约1周）。因此，在此期间用药主要以缓解症状为目标。以发热、头痛、咽喉痛为主要症状的患者，可选择解热镇痛药；以流涕、鼻塞和打喷嚏为主要症状的患者，可选择含有盐酸伪麻黄碱成分的药物。事实上，市面上销售的感冒药常为复方制剂，含有抗过敏药、解热镇痛药和鼻黏膜血管收缩药中的2种或3种，能有效缓解症状。

■ 因人而异、针对个体　伴有心脑血管疾病、血液系统疾病的患者，原来服用的药物可能会与感冒药发生作用，需要先去医院获取用药指导；老人和小孩对感冒药中的某些成分敏感，会引发胃肠道不适、血尿和肾功能损伤，服用前应仔细评估可能的风险；需要高空作业的人、司机等，因为复方感冒药中的抗过敏药往往会引起嗜睡、注意力不集中的反应，这些人群为避免职业危险，最好选用中成药，如感冒灵、强力感冒片和银翘片等。

■ 合并细菌感染需并用抗菌药　一般病毒性感冒不需要使用抗菌药，但如症状严重、伴有持续高热和服用抗病毒药一周后症状仍未缓解者，则可能并发细菌感染，这时应去医院咨询是否需要使用抗菌药。

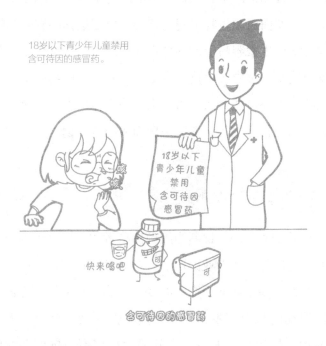

18岁以下青少年儿童禁用含可待因的感冒药。

10 如何合理应用抗生素

近年来，抗生素的合理应用问题备受关注。滥用抗生素引起的社会危害非常严重：①最严重的问题是会引起细菌耐药，这将造成人类面对微生物引起的感染，所能选择的有效药物日益减少。②抗生素容易引发各种不良反应，在国家公布的药品不良反应信息通报中，由抗生素引发的概率是药物中最高的。③滥用抗生素还可能导致二重感染，使人体口腔、呼吸道、肠道等部位的正常寄生菌，变成乘虚而入的致病菌。

抗生素合理应用原则

- **严格掌握适应症** 诊断为细菌感染者才使用抗生素。一方面，这固然需要专业的医护人员通过症状、体征以及一些专业的实验室和病原微生物检查来确定；但另一方面，可以明确的几个基本常识是，病毒性感染的疾病、无条件的预防性用药、无感染征象的发热都不是抗生素的应用指征。

- **根据药物敏感情况选择用药** 有条件的尽量做病原学和药敏试验，条件不允许的凭经验选择可能对致病菌敏感的药物，避免长时间大剂量的应用广谱抗生素。能口服用药的尽量选择口服，最后才选择静脉用药。

- 按时、足剂量服药 严格按照医嘱在规定的时间内足量服用药物，私自减少用药次数或用药量非但不能有效发挥疗效，还会使致病菌产生耐药性。一些特别严重的感染也需在症状消失后，足疗程、足剂量持续用药一段时间。

- 严格控制预防用抗生素的范围和方法 一般情况下不预防性使用抗生素，特别是广谱抗生素，如因手术要预防使用，也要严格遵循原卫生部颁布的《抗菌药物临床应用指导原则》。

- 合理选择联用药物 联合应用抗菌药物必须有明确的指征，如因病情需要必须联用两种或以上抗生素以增强抗菌效果时，应该避免联用毒性反应有叠加、相互间疗效产生影响或同一类型的药物。比如青霉素G与红霉素联用，疗效反而会降低。

- 尽量避免局部外用抗生素 因外用易引起耐药菌的产生，同时还可能导致变态反应。

应用抗生素注意事项

- 详细了解过敏史 详细了解患者既往用药是否出现过敏情况以及家族中其他人使用抗生素的过敏情况，避免再次使用曾经出现过不良反应的药品。严格执行皮试常规，尤其是现在一些口服的青霉素、头孢类抗生素也需要做皮试，应仔细阅读说明书，按照要求用药。

特殊人群慎用　对于儿童、老人、孕妇及肝肾功能不良的这一类特殊患者来说，在服用抗生素时有各自不同的注意事项。例如：老人随着年龄的增长，肝肾等重要脏器的功能减退，药物代谢减慢，在体内停留的时间延长，因此，用药剂量和用药的间隔时间要根据个体情况来调节；而随着合成功能的减退，老年人体内维生素生成较以前减少，此时如果长期应用抗生素会进一步抑制维生素的合成，引发口腔溃疡、舌炎等；老年患者服用药物种类多，有时会对抗生素的疗效、代谢产生影响，这时应仔细阅读说明书或寻求专业医务人员的帮助，以避免不良反应的发生和诱发原有的疾病。

注意特殊药物用法　①头孢曲松钠严禁与任何含钙溶液同时使用，因合用后会发生化学反应，产生颗粒状的沉淀物，如通过静脉输注进入血管，会因堵住一些细小血管，发生严重的不良反应。②红霉素由于在酸性条件下不易吸收，且在胃肠道中容易被破坏，因此应避免与维生素C、阿司匹林等酸性药物合用；而与碱性食物或药物同服时，需警惕因排出减慢，药效增强而发生不良反应。

注意食物和药物的影响　①食物的影响。一些碱性食物如苏打饼干、啤酒会增强红霉素的疗效；另一些食物如葡萄柚、柳橙汁因诱导红霉素在体内代谢加快，也能降低红霉素的疗效。使用含甲硫四氮唑基团的头孢类抗菌药物（头孢哌酮、头孢曲松、头孢唑林等）期间严禁饮酒，甚至在使用上述抗菌药期间及停药后14天内，均应
避免饮酒或进食含乙醇制品（黄酒、啤酒、
酒芯巧克力等），也应避免用酒精进行皮肤消
毒或擦洗降温，尤其老年人、心血管疾病患者更应注意。
②药物的影响。如青霉素有不能与碳酸氢钠配伍的配伍禁
忌；通过抑制或者诱导肝药酶的功能，影响药物在体内的
代谢过程，如大环内酯类、抗真菌药物多是肝药酶的抑
制剂，与其联用的其他抗生素在体内的代谢减慢，可导
致药效增强，也可使不良反应增多；苯妥英钠、苯巴比
妥、西咪替丁等则是肝药酶诱导剂，与其联用的抗生素代
谢增快，在体内停留的时间减少，疗效会有不同程度的
降低。

11 如何合理使用维生素和微量元素

❓ 如何合理使用维生素

　　仿佛一夜之间，维生素成为人们生活中关注的热点，儿童、老人和孕妇都找到了非补不可的理由。而在广告商们的轮番轰炸下，健康成人也未能幸免，"亚健康"这个词为他们使用维生素找到了合情合理的借口。补充维生素需要掌握如下原则。

■ **明确病因、有的放矢**　人体通常可以从日常食物中摄入足量维生素。一旦发生维生素缺乏，首先要考虑引起缺乏的病因是什么。针对病因采取治疗措施是关键，不能只是单纯的补充维生素。引起缺乏的原因可能有以下几方面：①摄入不足。如偏食、厌食、吞咽困难、烹饪方法不当导致食物中维生素流失、胃肠疾病导致吸收障碍（如腹泻、胃动力不足、肠寄生虫）等。②需要量增加。如儿童、老人、孕妇及哺乳期妇女、特殊职业人群（如矿井业、军队等）、患有消耗性疾病（如恶性肿瘤、肺部感染、疟疾）的患者等。③疾病所致的缺乏。如严重肝功能不全患者，易出现维生素K的合成障碍。④药物相互作用。维生素与其他药物以及不同维生素之间都有可能发生相互作用，通过影响维生素的合成、代谢或者吸收，使其体内含量减少。如长期服用广谱抗生素可使肠道细菌受抑制而不能合成维生素K；久服液状石蜡可以引起脂溶性维生素的缺乏；长期服用异烟肼的患者，易发生维生素B_6缺乏；服用大剂量维生素C会促进叶酸排泄等。

严格掌握剂量和疗程　结合维生素缺乏的程度和病因来选择补充的剂量和疗程。如对从事矿井业的特殊人群，给予维生素D以预防为目的，常用剂量为每日口服400~800单位；但对患有佝偻病的儿童，给予维生素D则以治疗为目的，常用剂量为每日口服5000~10000单位。

合理掌握用药时间　为有效提高维生素的利用率，如脂溶性维生素A、维生素D、维生素E等应在餐后服用，最好在进食油脂性食物后，因为油脂有利于它们的溶解，促进了吸收；水溶性维生素B_1、维生素B_2、维生素C等不宜空腹服用，因为很可能在人体组织未充分吸收利用之前就被排出；此外，维生素C会与维生素B_{12}发生反应，使药效降低，需间隔2小时以上分别服用；维生素E与钙离子、三价铁同服会失效，同用也必须间隔一段时间。

避免药物相互作用　药物间的相互作用会使维生素在体内的含量和作用发生变化，如何避免这种相互作用给人体带来的损害，需要认识以下几种情况并积极防范：①注意药物对维生素的影响。胃黏膜保护剂——氢氧化铝、硫糖铝，可影响多种维生素的吸收，需间隔2小时以上分别服用；吩噻嗪类、三环类抑郁药、丙磺舒等药物会使维生素代谢或排泄加快；长期口服避孕药会引起叶酸缺乏，需补充维生素B_6、维生素B_{12}和叶酸；氯霉素、异烟肼、青霉胺、糖皮质激素及环孢素等可拮抗维生素B_6，引起贫血或周围神经炎，不能同服；维生素B_1与碱性药物如碳酸氢钠合用会发生变质；巴比妥类、水杨酸类可使维生素C的排泄增加，碳酸氢钠、氨苄西林钠会导致维生素C氧化和青霉素失活。②注意维生素对药物的影响。维生素B_6可消除左旋多巴的治疗作用，不能同用；糖皮质激素应避免合用维生素A，两药合用前者的抗炎作用将受到抑制；口服大剂量维生素C可干扰抗凝药的抗凝效果；维生素C与铁剂同服可以增加铁的吸收；维生素E应避免与双香豆素及其衍生物合用，以防止低凝血酶原血症的发生。③注意维生素之间的相互影响。维生素E可促进维生素A的吸收利用，但同时却拮抗维生素K，引起血液凝固性降低；维生素C可对维生素B_{12}造成破坏，甚至对动物蛋白中的维生素B_{12}都有影响；大量使用维生素B_1可引起维生素B_3缺乏；大量使用维生素B_{12}可致叶酸缺乏等。

避免与食物之间的反应 酒精会影响肠道对B族维生素的吸收，最容易引起叶酸缺乏；猪肝内的铜元素会与维生素C发生反应，降低维生素C的效应，所以不宜与猪肝同食；维生素C也不宜与海鲜同食，虾和贝类食物中所含的化合物会与维生素C发生反应，产生有毒的砒霜。

　　由上可知，临床上维生素的应用都是有其指征的，不应把维生素视为营养品而不加限制地使用，过量服用维生素可引起不良反应或产生潜在的毒性，并且加大与其他药物和食物发生相互作用的风险。

如何补充微量元素

　　人体内的矿物质根据含量分为常量元素和微量元素。常量元素在人体内的含量一般大于人体质量的0.01%，有钙、磷、钠、钾、镁和氯等；微量元素在机体内含量小于人体质量的0.01%，有铜、铁、碘、锰、硒和锌等。但有时会将矿物质统称为微量元素，以方便叙述。

　　让我们先来做一个健康小测试。您是否容易脱发或者早生白发，或者容易出汗、精神不能集中，还是会在适量运动之后出现手足抽搐的情况？如果回答是肯定的，那么很有可能您的体内缺乏微量元素钙和锌。这也充分体现了微量元素对人体健康的重要性，虽然含量低却必不可少。

　　人们对微量元素的作用已有一定了解，比如钙、磷构成牙齿和骨骼；铁参与构成血红蛋白，帮助运输氧气和二氧化碳；铜可以促进黑色素的合成，清除超氧负离子；硒元素可以防癌、抗衰老；锌元素可以预防卒中等。而且通常情况下，日常摄入的食物是可以足量提供人体所需微量元素的，但在一些特殊情况下，单凭食物无法满足人体对微量元素的需求，如果不及时补充，会导致严重的疾病。补充微量元素需要掌握以下原则。

- 明确指征、适时补充　明确何种情况下微量元素会发生缺乏，配合相应症状，是决定有无补充微量元素指征的关键：①需求增多。如婴幼儿、儿童、青少年、孕妇和哺乳期的妇女对钙、铁、锌的需求较正常成人明显增多，需适当补充。②异常丢失。如甲状腺激素、肾上腺皮质激素等分泌异常会引起钙排泄增多；大面积烧伤、腹泻呕吐、大量排汗、使用利尿剂等会引起钾、镁、锌丢失增多；甲亢会使镁代谢增快；肾小管性酸中毒使铜排泄增加；年龄因素也会使钙丢失增多，发生骨质疏松。③吸收减少。如小肠切除术后、胃酸减少会引起镁、铁吸收减少；而牛奶中因为含铜、锌量少，以牛奶为主食的婴儿易缺铜和锌。④贮存减少。如早产儿、低体重婴儿，体内的铜贮存较少，易出现铜缺乏症状。⑤环境因素。如一些特殊的地理环境，导致土壤中含硒和碘的量较少，植物无法从中吸收到必需的硒和碘元素，人体长期食用缺乏这类元素的食物，就会导致地方性疾病（克山病、大骨节病、甲状腺肿和呆小症）的产生。

- 因人而异、适量补充　不同人群、不同疾病状态对微量元素需求不一样，应补充的量自然也不相同。如铁元素的日需求量，儿童为12~18毫克、少年为20~25毫克、成人为15~20毫克、孕妇则为25~35毫克。补充不足除造成缺铁

温馨提示

维生素和微量元素对于人体而言，缺乏有损健康，适量补充有益健康，大剂量久用有损健康。尤其是微量元素，绝不可多多益善。

性贫血外，对人体免疫功能、儿童的学习和感觉运动功能都会造成影响。补充过量则会造成肝脏、胃肠道损伤，出现呕吐、腹痛、腹泻、消化道出血、急性肠坏死等症状，严重时可导致肝细胞坏死、纤维化。

注意与药物的相互作用 胃酸缺乏或服用抗酸药，会使铁吸收减少；维生素D缺乏引起钙吸收减少；长期过量应用呋塞米、氢氯噻嗪、依他尼酸、氢苯喋啶等利尿药，会使锌、钙、镁大量丢失，还会引起钠、钾等电解质的失调；治疗类风湿的青霉胺，能使锌、铁、铜在尿中大量排出；降胆固醇药氯贝丁酯、考来烯胺等能阻碍铁的吸收；新霉素、红霉素能减低铁、钙、镁的吸收，诱发缺铁性贫血；抗酸药氢氧化铝或氢氧化钙会引起肾排钙增多，尿钙增加等。

注意食物对其吸收的影响 常饮用茶、咖啡、啤酒和碳酸饮料会使钙丢失；偏食导致肉类食物摄入减少、茶和咖啡服用过量等均会使体内铁的含量减少；长期吸烟、酗酒和食用单一精细食物也可导致缺硒；素食者易导致锌摄入量不足。

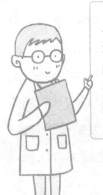

人体内的矿物质根据含量分为常量元素和微量元素。常量元素在人体内的含量一般大于人体质量的0.01%，有钙、磷、钠、钾、镁和氯等；微量元素在机体内含量小于人体质量的0.01%，有铜、铁、碘、锰、硒和锌等。

12 腹泻、便秘如何选药更合理

如何正确选用止泻药

　　腹泻的症状常见于多种疾病，需要注意的是，只有细菌感染引起的腹泻才适用抗菌药治疗。在不明原因的情况下，只要出现腹泻就应用抗菌药物，反而会进一步加重腹泻症状。那么单纯用于止泻的治疗药物有哪些，它们在使用时又有哪些注意事项呢？

　　阿片及其衍生物　通过提高胃肠张力、抑制肠蠕动，使食物和水分得到充分重吸收，常用药物有阿片酊、地芬诺酯和洛哌丁胺等。作用效果明显，但在使用时，需严格遵守日限定剂量，避免引起继发性的便秘。有明显细菌感染时禁用，否则会导致感染加重。

　　吸附收敛剂　通过药物的表面吸附作用，将肠道中的有害细菌、毒素和气体等吸收，阻止它们损害肠黏膜。同时，药物还可在肠黏膜上形成保护膜，使肠黏膜免受有害细菌的刺激。常用药物有蒙脱石散、鞣酸蛋白、药用炭和白陶土等。不能与抗菌药同时使用，因为它的吸附作用会减少抗菌药在肠道内停留，降低疗效。如需合用，应错开2小时分别服用。

■ **其他**　抑制肠道液体分泌、促进重吸收的生长抑制素奥曲肽；治疗消化不良的乳酶生；通过调整肠道正常菌群的地衣芽孢杆菌活菌制剂、双歧杆菌制剂等微生物制剂。注意这些药物不宜与吸附剂同时使用。

便秘用药须注意什么

大部分患者发生便秘时，第一反应是自行购买泻药，很少会考虑引起便秘的原因是什么，或就此询问专业的医护人员。这其实存在着一定风险：首先会延误诊治，因为便秘是很多疾病的并发症，如不及时诊断，尽管可能缓解了症状，也会使原发疾病的诊治延误；其次，滥用泻药会引起肠功能紊乱，导致腹泻和便秘的交替进行；最后，还会引起体质下降，甚至对泻药造成依赖。

发生便秘时，首先应找出病因，然后采取相应措施，症状一般可好转。如果症状严重需要使用导泻药，则应注意以下几点。

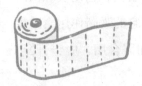

▨ 润滑性泻药　如液状石蜡、蓖麻油等，口服不吸收，能润滑肠壁，同时使粪便变得稀软，便于排出。但长期服用会影响脂溶性维生素的吸收，导致维生素缺乏症。

▨ 刺激性泻药　如酚酞（果导片）、番泻叶和大黄等，口服后通过刺激肠黏膜释放化学物质，促进肠蠕动，可阻止肠内容物的重吸收。但是容易引起肝损害和皮疹，长期使用会因刺激肠黏膜和壁丛神经，引起肠肌无力。

▨ 渗透性泻药　如乳果糖，通过改变肠腔内的渗透压，使重吸收减少，促进排便，尤适用于老人、孕产妇、儿童和术后卧床者，但糖尿病患者慎用。

▨ 容积性泻药　如硫酸镁、硫酸钠等，用于手术前的肠道清洁准备，大量口服形成高渗压而阻止肠内水分的吸收，扩张肠道，刺激肠壁，促进肠道蠕动。下泻作用剧烈，孕妇、儿童和老人禁用。

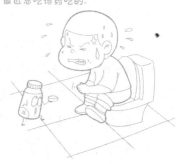

长期滥用泻药可能导致便秘。

13 如何合理选用抗过敏药

　　过敏原进入人体或与人体接触后，会刺激机体产生一系列的应激反应，产生组胺、5-羟色胺、缓激肽等多种活性物质，从而诱发平滑肌收缩、毛细血管通透性增加、黏膜腺体分泌增多等生理变化，产生以皮肤红肿、瘙痒、流鼻涕、打喷嚏等症状为主的过敏反应。结合药物特性，针对具体症状，可以帮助人们进行合理的选择。

　　抗组胺药　通过阻断组胺与细胞的反应发挥抗过敏作用，是最常用的抗过敏药，包括苯海拉明、赛庚啶、氯雷他定等。常用于皮肤过敏、荨麻疹、水肿，但对关节痛和高热无效。因其有嗜睡作用，驾驶人员和高空作业者禁用。

　　肥大细胞稳定剂　通过稳定细胞，减少活性物质的释放来发挥作用，常用的有色甘酸钠、酮替芬等，对过敏性鼻炎、支气管哮喘和过敏性皮炎效果好。

　　钙剂　能减轻或缓解过敏症状，用于荨麻疹、湿疹、接触性皮炎、血管神经性水肿的辅助治疗。多采用静脉给药，应用时应缓慢推注，注意电解质紊乱和心律失常等不良反应。

　　免疫抑制剂　非特异性地抑制机体免疫功能，适用于各型过敏反应，但主要用于因外源微生物引起的严重或难治性过敏反应、器官移植和自身免疫性疾病等。包括肾上腺皮质激素、环孢素和硫唑嘌呤等。

14 怎样合理使用皮质激素类抗炎药

常用的抗炎药主要包括肾上腺皮质激素甾体抗炎药与非甾体类抗炎药，这里主要介绍肾上腺皮质激素的合理应用。

肾上腺皮质激素合理应用原则如下。

■ 合理选药　各种皮质激素的药效学和人体药代动力学（吸收、分布、代谢和排出过程）特点不同，因此各有不同的临床适应症，应根据不同疾病和各种皮质激素的特点正确选用皮质激素品种。

■ 根据治疗目的选择合适疗法　各种皮质激素可分别应用于生理剂量替代疗法、大剂量突击疗法、一般剂量长期疗法及局部用法等，各种疗法之间使用剂量差异较大，一定要在医生的指导下，根据治疗目的进行选择。

■ 选择适合疗程　冲击治疗的疗程应少于5天，适用于危重症患者的抢救，如过敏性休克、严重哮喘持续状态、过敏性喉头水肿、狼疮性脑病、急进性肾炎等；短程治疗的疗程应少于1个月，适用于感染或变态反应类疾病，如结核性脑膜炎及胸膜炎、剥脱性皮炎或器官移植急性排斥反应等，停药时需逐渐减量至停药；中程治疗的疗程应为3个月以内，适用于病程较长且多器官受累性疾病，如风湿热等，生效后减至维持剂量，停药时需要逐渐递减；长程治疗的疗程需要3个月以上，适用于器官移植后排斥反应、系统性红斑狼疮、溶血性贫血、大疱性皮肤病等，维持治疗可采用每日或隔日给药，停药前亦应逐步过渡到隔日疗法后逐渐停药；终身替代治疗适用于原发性或继发性慢性肾上腺皮质功能减退症，在应激情况下适当增加剂量。

- **监测皮质激素的不良反应** 皮质激素的不良反应与用药品种、剂量、疗程、剂型及用法等明显相关，在使用中应密切监测如感染、代谢紊乱（水电解质、血糖、血脂）、体重增加、出血倾向、血压异常、骨质疏松、股骨头坏死等不良反应，小儿还应监测生长和发育情况。另外，特别提醒注意的是，很多皮肤外用制剂含有皮质激素，虽然可发挥较强的抗炎、止痒、抑制渗出及表皮增殖作用，但若在一个固定部位长期应用，会导致皮肤细菌或真菌感染、酒渣鼻样皮炎或口周皮炎、痤疮加重、皮肤萎缩、毛细血管扩张和色素加深等不良反应。

- **注意停药反应和反跳现象** 停药反应，长期使用中或大剂量的皮质激素时，减量过快或突然停用可出现肾上腺皮质功能减退样症状，轻者表现为精神萎靡、乏力、食欲减退、关节和肌肉疼痛，重者可出现发热、恶心、呕吐、低血压等，危重者甚至发生肾上腺皮质危象，需及时抢救；反跳现象，在长期使用皮质激素时，减量过快或突然停用可使原发病复发或加重，此时应恢复皮质激素治疗并常需加大剂量，稳定后再慢慢减量。

使用皮质激素有哪些注意事项

■ **明确尽量避免使用皮质激素的情况**　对皮质激素类药物过敏、严重精神病史、癫痫、活动性消化性溃疡、新近胃肠吻合术后、骨折、创伤修复期、单纯疱疹性结膜炎及溃疡性角膜炎、角膜溃疡、严重高血压、严重糖尿病、未能控制的感染、活动性肺结核、严重骨质疏松、寻常型银屑病等患者，以及妊娠初期、产褥期妇女应避免使用。

■ **了解慎重使用皮质激素的情况**　库欣综合征、动脉粥样硬化、肠道疾病或慢性营养不良的患者及近期手术后的患者慎用；急性心力衰竭、糖尿病、有精神病倾向、青光眼、高脂蛋白血症、高血压、重症肌无力、严重骨质疏松、消化性溃疡病患者及妊娠、哺乳期妇女应慎用；细菌性感染患者必须与有效的抗生素合用，病毒性感染患者慎用；儿童也应慎用。

■ **其他注意事项**　防止交叉过敏，对某一种皮质激素类药物过敏者也可能对其他皮质激素过敏；使用皮质激素时可酌情采取如下措施：低钠高钾高蛋白饮食、补充钙剂和维生素D、加服预防消化性溃疡及出血等不良反应的药物；如有感染应同时应用抗生素以防感染扩散及加重；注意根据不同皮质激素的药代动力学特性和疾病具体情况合理选择皮质激素的品种和剂型。

■ **与其他药物相互作用** 近期使用巴比妥酸盐、卡马西平、苯妥英钠、扑米酮或利福平等药物，可能会增强代谢并降低全身性皮质激素的作用；相反，口服避孕药或利托那韦可以升高皮质激素的血药浓度；皮质激素与排钾利尿药合用，可以造成过度失钾；皮质激素和非甾体类消炎药物合用时，消化道出血和溃疡的发生率高。

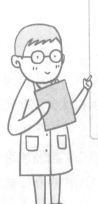

肾上腺皮质激素合理应用原则

合理选药
根据治疗目的选择合适疗法
选择适合疗程
监测皮质激素的不良反应
注意停药反应和反跳现象

15　怎样安全应用催眠药

安眠药对于长期失眠、抑郁症或神经衰弱的患者不失为一剂良药，但如果长期应用或滥用，则良药也有可能变毒药，带来诸多危害：形成依赖或成瘾，引起记忆力和智力减退、呼吸抑制、睡眠质量下降，还可伴有生理、情绪和行为上的改变等。必须注意的是，对于某些老年人、肝肾功能不全或呼吸功能不全的患者，即使小量的安眠药也有可能引发呼吸衰竭甚至导致死亡。

传统的苯二氮䓬类安眠药如地西泮（安定）、艾司唑仑（舒乐安定）等，在用药后第二天晨起时常常会出现宿醉现象，表现为嗜睡、乏力和注意力不集中。近年来，科学家们发现了一类新型催眠药，可以选择性作用于相关受体，疗效好还能避免苯二氮类安眠药的不良反应。主要药物有三种：①佐匹克隆：入睡快、睡眠时间长，醒后舒适，同时还有抗焦虑和惊厥的作用；②唑吡坦：减少夜间觉醒次数，调节深睡眠时间到生理水平；③扎来普隆：几乎没有宿醉作用，成瘾性、停药后戒断反应和反跳性失眠均较少。虽然不良反应相对较少，但这些安眠药长期使用均可能产生依赖性，建议不要长期使用。

救助过量服药者时，施救者应对其施行催吐或者帮助其抠出口腔中可能残留的药物，并立即送医院行洗胃等治疗。如因服用过量催眠药引起呼吸心跳暂停，需立即抢救。

16 您认识补血药吗

贫血指的是血液中红细胞数和血红蛋白低于正常值。造成贫血的原因有很多，而每种补血药只能对特定类型的贫血产生作用，对其他类型则无效。所以，在补血前一定要找出贫血的病因，合理用药。

■ 营养不良性贫血　饮食失调、减肥或长期腹泻的人群易发生，有疲劳、倦怠、头发易脱落和头晕耳鸣等症状。经调节饮食，避免营养丢失后一般均会好转。

■ 缺铁性贫血　在女性和儿童中多见，虽然食物中含铁量丰富，体内的铁元素也可反复利用，但是孕妇、经期妇女和成长期儿童会因对铁的需求增多而导致缺铁性贫血。另外，结核、胃酸缺乏会引起铁吸收减少、嗜茶和咖啡导致铁丢失也是其原因。治疗方法就是补充铁剂，常用的有硫酸亚铁、右旋糖酐铁、富马酸亚铁等。一般血红蛋白正常后，仍需服用2~3个月，这是为了恢复体内的铁贮存。

■ 再生障碍性贫血（简称"再障"）　分为先天性和获得性两种类型，是由骨髓造血功能减退或衰竭引起，常伴有白细胞和血小板的减少。治疗方法包括病因治疗、支持治疗和促进骨髓造血。雄激素是促骨髓造血药中的首选，包括甲氧雄烯醇酮、丙酸睾酮、苯丙酸诺龙和达那唑等，对慢性再障有效，停用后易复发，但复发后再用仍有效。免疫抑制剂，适用于年龄较大或无供髓者的严重再障患者，常用药物有抗胸腺球蛋白和抗淋巴细胞球蛋白，其疗效显现较慢，有效者可获长期生存，不良反应较多。还有一些造血细胞因子和激素的联合治疗，以及中药治疗等。

■ 巨幼细胞贫血 由叶酸或维生素B_{12}缺乏引起，补充一定量的叶酸即可。亚叶酸钙还可作为抗叶酸代谢药（如甲氨蝶呤等）的解毒剂。

■ 溶血性贫血 多见于感染、药物中毒或食用蚕豆后，常伴有黄疸和血红蛋白尿。治疗应首先解除原发病因，必要时输血。

■ 地中海贫血 是一类遗传性溶血性贫血疾病，输血治疗的同时应用铁螯合剂，以减少铁血黄素的沉着。

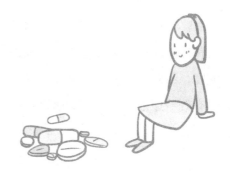

17 如何正确应用抗癫痫药

常用的抗癫痫药包括应用较早的苯妥英钠、苯巴比妥及丙戊酸、卡马西平等，较新的药物则以拉莫三嗪、托吡酯为代表。

药物的选择不是越新越好或越贵越好，而应根据发作的类型来用药。比如大发作常选用卡马西平、丙戊酸；失神发作选用丙戊酸和乙琥胺；强直性痉挛选择苯妥英钠或卡马西平等。

在服用方法上需要注意：从小剂量开始服用，逐渐增加至有效剂量；尽量单一用药，避免联用引起的相互作用和不良反应；更换药物时应在服用新药一段时间后，逐步减少原用药物；停止发作1~3年后酌情减量至停用；规律服用，使体内保持稳定的药物浓度，必要时进行血药浓度监测；定期检查血尿常规和肝、肾功能，防治药物的副作用或毒性反应。

在服药的过程中，要注意消除诱因，如饮酒、过劳、失眠等，同时注意与其他药物联用可能带来的影响。比如抗酸药会降低抗癫痫药的吸收，碱性药物如碳酸氢钠则会促进抗癫痫药的排泄，安定类药物会诱导其代谢降低血液中的浓度，而抗抑郁药和抗凝药却会通过竞争与血浆蛋白的结合增加其在血液中的浓度。因此，需要根据具体情况调节用药，既要保证药物能达到有效治疗浓度，也不能超过毒性范围。

18 老年人怎样合理用药

老年人合理用药的共性原则有哪些？

老年人具有特有的生理、心理特点，再加上生活环境、家庭因素、经济条件等影响，使得老年患者的药物治疗更为复杂，这里仅介绍老年人合理用药的一些共性原则。

- 先明确诊断，后确定治疗　老年人免疫功能减退，一人多病现象普遍。因此切不可未经明确诊断就胡乱用药，否则导致病情延误或引起药物不良反应。
- 先食疗，后药疗　如喝姜片红糖水可以治疗风寒性感冒。食疗如不见效，则可考虑使用理疗、按摩、针灸等方法，最后选择用药物治疗。
- 先外用，后内服　比如皮肤病、牙龈炎、扭伤等可先用外用药解毒消肿，最后考虑内服消炎药。
- 先用口服药，后用注射药　能用口服药使疾病缓解的，就不必使用注射剂。
- 先用中药，后用西药　老年人多患有慢性疾病，除非是使用西药确有特效，否则最好先服中药进行调理。
- 先用老药，后用新药　新药由于应用时间短，其安全性尚未被人们认识，因此老年人使用新药须慎重。

哪些药物易引起老年人不良反应？

老年人使用药物发生不良反应的概率是成年人的2~3倍，尤其是下面几种药物容易引起老年人不良反应。

■ 治疗心血管疾病药物　如地高辛等洋地黄类，该类药物大部分由肾脏排泄。由于老年人的肾功能下降，令该类药物的排泄减慢、血药浓度升高，易产生较为严重的中枢神经障碍和心脏毒性。因此，老年人用药一般为青壮年的1/4，而且必须在医师指导下服用，必要时进行血药浓度监测。普萘洛尔（心得安），由于老年人肝功能与血浆蛋白含量的下降，造成体内药物代谢缓慢及血药浓度升高，导致不良反应增多，如头痛、眩晕、嗜睡、心动过缓、低血压或心脏传导阻滞等，老年人服用应注意减量或延长服药间隔时间。利多卡因，由于老年人肾功能降低，药物排泄减慢，药物很容易产生过量，可引起精神症状和心脏抑制。患有心脏传导阻滞、脑血管病或过敏的老年患者应禁用。

■ 抗凝血药　老年人对肝素和口服抗凝血药非常敏感，一般治疗剂量即可引起持久的凝血障碍，引起自发性内出血危险。例如：使用肝素后可导致出血的发生率增加，尤其是老年妇女，要严密监测出血征象，并避免与阿司匹林同时服用；70岁以上患者使用华法林的剂量为40~60岁患者的30%。

■ 中枢神经系统药物　老年人大脑重量减轻，脑血流量减少，高级神经功能衰退，因此对中枢神经系统药物特别敏感，特别在缺氧、发热时更为明显。如：地西泮（安定），老年人宜减少剂量服用，且不宜长期服用，以减少中枢抑制发生率；苯巴比妥，可引起过度抑制或出现兴奋激动现象，尤其出现兴奋时不能盲目加大剂量，而应减量或加速药物排泄；苯妥英钠，对肾功能低下或患有低蛋白血症的老年人，应根据年龄适当减少剂量，以减少神经和血液系统不良反应；阿米替林，可引起不安、失眠、健忘、定向障碍、妄想等不良反应，且与用药剂量关系不大，发现后要立即停药；碳酸锂，由于老年人排泄慢，易引起药物蓄积中毒，应小剂量服用并严密观察；左旋多巴，是治疗帕金森病的常用药，易引起恶心、呕吐、低血压、晕厥、定向障碍等严重不良反应，应小剂量服用并严密观察。

■ 解热镇痛消炎药　包括保泰松、吲哚美辛（消炎痛）、阿司匹林等。长期服用保泰松可引起水肿和再生障碍性贫血；长期服用吲哚美辛可引起眩晕、精神障碍、腹泻、胃肠出血、胃溃疡等不良反应；长期服用阿司匹林等解热镇痛药，如用药剂量偏大或两次用药时间间隔太短，常引起老年人大量出汗而虚脱。老年人应慎用或少用该类药物。

■ 肾上腺皮质激素　可的松类药物用于治疗关节痛，如类风湿关节炎、肌纤维炎等，但由于老年人常患有骨质疏松，使用该类药物可引起骨折与股骨头坏死，故不宜长期大剂量使用，如必须使用时，应补充钙剂及维生素D。

- 抗菌药物　庆大霉素、卡那霉素，主要经肾脏排泄，老年人肾功能下降，药物排泄减慢，容易引起耳毒性与肾毒性，故老年人最好不用该类药物，必须用时要注意减量；青霉素，老年人使用剂量过大可引起中枢神经系统不良反应，如意识障碍、惊厥、癫痫样发作甚至昏迷等症状；四环素，宜减少剂量或延长用药时间间隔。

- 抗肿瘤药　如博来霉素可引起老年人严重肺毒性，如肺炎样变和肺纤维化，使用过程中必须检测肺功能。

- 镇痛药　如哌替啶（度冷丁）易出现呼吸抑制等严重不良反应，老年人使用时应从小剂量开始。

- 利尿药　使用过猛可引起有效循环血量不足和体内电解质失衡。噻嗪类利尿剂不宜用于糖尿病与痛风患者。此外，利尿药与强心苷合用时易发生强心苷中毒。

- 导泻药　老年人便秘多是因肥胖、腹部肌肉无力、肠蠕动减弱导致的功能性便秘。长期服用导泻药可引起体内钙和脂溶性维生素A、维生素D、维生素E、维生素K的缺乏，因此必要时可选用甘油栓、开塞露配合中药泻叶、通便丸。

如何预防老年人用药后的不良反应？

减少药物合并使用　老年人身体状况与生理特点，以及联合多种药物的使用，极易导致不良反应的发生。因此在药物治疗方面应遵循少而精的原则，选用尽可能少的药物。明确诊断后，应根据患者生理、病理状况、用药史、既往史等实际情况，以缓解症状、减轻痛苦与纠正病理过程为目的，选择不良反应少或轻的药物。一般合用药物不宜超过3种，并应避免使用作用类型相同或不良反应相似的药物。如抗抑郁药、抗胆碱药、抗精神失常药以及抗组胺药都具有抗胆碱药理作用，合并使用后出现的口干、视力模糊、便秘、尿潴留等不良反应将更加严重。此外，像镇静药、血管扩张药、降压药、利尿药、抗抑郁药合用后可加重老年人体位性低血压。

▧　选择适当的剂量　老年人用药应从小剂量逐渐加大，找到合适的剂量治疗。一般采用成年人的1/3（或1/4）~1/2的剂量。避免使用经肾排泄并且治疗指数较小的药物。应在医师指导下对给药次数和给药途径进行调整。

▧　给药方案应简单明了、易于执行　药物治疗方案尽量简化，使老年患者容易接受，特别是对视力、听力与记忆力减退的患者。对于患有抑郁症、痴呆或独居的患者，更应该警惕误服、漏服或过量服药。选择方便有效的给药方式与剂型。尽量采用口服给药，急性患者可选择注射、舌下含服、雾化吸入等途径给药。

▧　避免过度药物治疗　老年高血压患者大多有动脉粥样硬化的因素，使用降压药将血压控制在130~140/85~90毫米汞柱即可，如果降太低会影响脑血管及冠状动脉的血液供应，诱发卒中。患急性疾病的老年人，治疗好转后应及时停药，避免长期用药。需长期用药者应定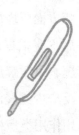
期检查用药情况是否与病情需要相符。此
外，长期服用降压药或利尿药的高血压患
者应定期检查肝、肾功能，以便在医师指
导下对药物剂量进行调整或停药。

■ 注意老年人用药的矛盾反应　老年人常患有多种疾病，例
如同时患有中枢神经系统疾病、青光眼、男性前列腺增
生，若服用具有抗胆碱作用的中枢神经系统药物，可引起
青光眼恶化和尿潴留。

此外，由于老年人的特殊生理特点，往往服用药物后
会出现与治疗效果相反的不良反应。例如：老年患者服用
硝苯地平（心痛定）治疗心绞痛，往往会诱发心绞痛；服
用利尿药氢氯噻嗪反而加重水肿；服用抗心律失常药反而
会引起心律失常等。因此，一定要慎重选药、仔细观察，
一旦出现不良反应，应在医师指导下对药物剂量进行调整
或停药。

■ 加强不良反应监护　医护人员与家属对老年人的用药全过
程及时督导。此外，一些药物如地高辛、卡马西平、卡那
霉素、庆大霉素等，需要加强血药浓度监测，以减少不良
反应的发生。

19 使用抗老年痴呆药需注意哪些

老年痴呆医学上称为阿尔茨海默病，表现为认知和记忆功能恶化、日常生活能力下降和各种行为障碍等。目前的防治方法主要是强化智力锻炼和记忆能力、服用神经保护剂等，虽然有些药物可以缓解病情，但仍缺乏可以根治的特效药物。以下药物使用时也须注意避免不良反应和相互作用。

- 胆碱能药　由于胆碱能神经元的退变是发生记忆力减退、定向力丧失的主要原因，许多药物着重于增加乙酰胆碱的浓度，如乙酰胆碱受体激动剂（氯贝胆碱）、胆碱酯酶抑制剂（多奈哌齐）和乙酰胆碱调节释放剂等。胆碱酯酶抑制剂的不良反应中最常见的是腹泻、恶心和失眠，通常是轻微和短暂的，无须停药，在1~2天内可缓解。而乙酰胆碱受体激动剂可引起流涎、皮肤潮红、灼热感及流汗等症状，禁用于支气管哮喘、甲状腺功能亢进症、冠状动脉缺血和消化性溃疡等患者。

- 促代谢药　通过促进能量的利用，增强神经元代谢，提高注意力、学习和记忆能力，代表药物有吡拉西坦。口服吡拉西坦片，可引起口干、睡眠不佳、轻微荨麻疹和呕吐等不良反应；静脉注射吡拉西坦可导致静脉损伤，出现穿刺点疼痛、红肿、局部静脉闭塞和疼痛等。为避免静脉损伤，不要重复选择同一静脉穿刺给药，尽量控制滴速小于20滴/分钟，降低药物浓度，冬季注意保暖或以654-2涂擦外敷注射部位等。

■ 抗氧化剂　通过影响自由基代谢，减少对神经元的毒性，起到保护作用，对认知能力有一定改善，代表药物有维生素E和司来吉兰。其中司来吉兰有明显的神经保护功能，但也与很多药物之间有相互作用。如与吗氯贝胺同时服用，会轻度增加高血压反应；与哌替啶间相互作用可能致命；与氟西汀、舍曲林及帕罗西汀同时服用会引起共济失调、震颤、高热、高/低血压、惊厥、心悸、流汗、脸红、眩晕及精神变化，演变至谵妄及昏迷；氟西汀停药最少5个星期后才可开始服用该药，司来吉兰停药2个星期后才可开始服用氟西汀。

此外，司来吉兰不能与含酪胺食品（如发酵食品及饮料、芝士、香肠、腌肉类、野味、动物肝脏、牛肉汤、咸鱼、豆类等）同服，因其也会导致血压升高。

■ 改善脑血液循环的药物　如钙拮抗剂（尼莫地平、氟桂利嗪等）、己酮可可碱等。

■ 雌激素类药　使用雌激素的妇女发病率明显较低，与其抗氧化、减少淀粉样蛋白沉积对细胞的损伤等作用有关。

■ 非甾体类抗炎药　小剂量阿司匹林可防止痴呆症恶化，因为这类药物有增加脑血流量、防止血液凝固的作用。

■ 中药　如银杏、人参、刺五加等具有抗氧化、清除自由基、扩张脑血管等作用，但同时需避免过量服用引起的肝、肾功能损伤。

20 小儿怎样合理用药

小儿合理用药的共性原则有哪些？

小儿发育可分为新生儿期（出生后28天内）、婴幼儿期（1个月~3岁）及儿童期（3~12岁）。小儿在不同的生长发育阶段存在不同的用药特点，应与成人不同。因此，用药一定要在医师指导下进行，并掌握以下共性原则。

- 忌滥用维生素　维生素A与维生素D吃多了会出现厌食、发热、烦躁、哭闹、肝大及肾脏损害。大量使用维生素也会引起腹泻、腹痛等药物中毒症状。

- 忌滥用抗生素　长期使用氨基糖苷类抗生素会损害听神经，引起眩晕、耳鸣甚至致聋。氯霉素可引起再生障碍性贫血和粒细胞缺乏症。8岁以下儿童使用四环素除引起恶心、呕吐、腹痛外，还会引起牙齿变黄，造成牙釉质发育不良。

- 忌滥用解热镇痛药　儿童发热原因十分复杂，在未查出病因前，滥用解热镇痛药，会掩盖病情，延误治疗。特别是对于幼儿，如用药不当会引起出汗增多、体温下降过快造成虚脱。

- 忌滥用丙种球蛋白和人血白蛋白药　前者用于预防麻疹、

甲型肝炎和脊髓灰质炎；后者主要用途是增加血容量和维持血浆渗透压。这两种药是由人血或胎盘血制成，滥用可能出现荨麻疹等不良反应，切不可当成补药。

- 忌乱用外用药　婴幼儿皮肤角质层较薄，对外用药物的吸收作用强，易产生副作用。
- 忌乱用滋补药　市场上的保健品往往夸大实际作用，切不可随意给孩子服用，以免对孩子的健康造成危害。

？新生儿用药注意事项

- 外用药　新生儿皮肤角质层薄，局部用药透皮吸收快而多，尤其在皮肤黏膜有破损时，局部用药过多可致中毒，如硼酸、水杨酸、萘甲唑林。
- 减量用药　新生儿胃黏膜未发育完全，胃酸分泌少，对某些不耐酸的药物（如青霉素）破坏少、吸收较完全，应减量使用。
- 慎重选择静脉注射给药　一些易引起急性中毒的药物，如戊巴比妥、地西泮等应在医师指导下由护士给药。易引起危险的药物，如普萘洛尔、维拉帕米等更应慎重给药。
- 慎用可使血中游离胆红素增加的药物　新生儿血-脑屏障尚未形成完全，胆红素易进入脑细胞内，使脑组织黄染，导致胆红素脑病，甚至引起死亡。可使血中游离胆红素增加的药物有磺胺药、吲哚美辛、苯妥英钠、水杨酸盐、维生素K、安钠咖、毛花苷C等。

- 慎用氯霉素等药物　新生儿一般出生2周后肝脏代谢能力才接近成人水平，代谢酶系统尚不成熟和完备。如使用氯霉素可导致新生儿皮肤呈灰色，引起灰婴儿综合征；使用磺胺药与硝基呋喃可出现新生儿溶血。

婴幼儿用药注意事项

婴幼儿的药物代谢逐渐成熟，但发育依然尚未完全，用药仍需非常注意。婴幼儿用药注意事项如下。

- 婴幼儿宜选择糖浆剂口服给药　需要注意的是，口服混悬剂在使用前应充分摇匀，否则会造成用药剂量不准。而口服滴剂（如维生素AD滴剂）禁给熟睡、哭闹的婴儿喂服，以免引起油脂吸入性肺炎。
- 对于吞咽能力差、不肯配合家长喂药或垂危患儿，可采取注射给药　为避免局部血液循环不足而影响药物吸收，常采用静脉注射或静脉滴注给药。

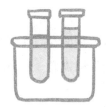

▪ 婴幼儿神经系统发育不成熟，患病后常出现烦躁不安、高热、惊厥，可适当使用镇静剂　由于年龄越小，对镇静剂的耐受力越大，使用剂量可相对偏大。需注意的是，一些麻醉药品，如吗啡、哌替啶等易引起呼吸抑制，不宜给婴幼儿应用。氨茶碱有兴奋中枢神经系统作用，也需要谨慎使用。

儿童用药注意事项

儿童处在生长发育阶段，新陈代谢旺盛，对一般药物的排泄能力比较强，但对水和电解质代谢的功能较差，用药仍需十分注意。

▪ 慎用酸碱类药物　儿童长期大量使用酸碱类药物，易引起水和电解质平衡失调；应用利尿剂易出现低钠、低钾现象，故使用剂量不宜过大，且宜采用间歇给药。

▪ 慎用激素类药物　长期使用雄激素可使骨骼闭合过早，影响生长发育；肾腺皮质激素，如可的松类药物也应尽量避免使用。

▪ 8岁以下儿童禁用四环素类抗生素　四环素类抗生素可导致牙釉质发育不良和牙齿着色变黄；氟喹诺酮类药物可影响骨骼发育，因此8岁以下儿童均应避免使用。

《中华人民共和国疫苗管理法》

（2019年6月29日第十三届全国人民代表大会常务委员会第十一次会议通过）

第六条　国家实行免疫规划制度。

居住在中国境内的居民，依法享有接种免疫规划疫苗的权利，履行接种免疫规划疫苗的义务。政府免费向居民提供免疫规划疫苗。

县级以上人民政府及其有关部门应当保障适龄儿童接种免疫规划疫苗。监护人应当依法保证适龄儿童按时接种免疫规划疫苗。

第四十七条　国家对儿童实行预防接种证制度。在儿童出生后一个月内，其监护人应当到儿童居住地承担预防接种工作的接种单位或者出生医院为其办理预防接种证。接种单位或者出生医院不得拒绝办理。监护人应当妥善保管预防接种证。

预防接种实行居住地管理，儿童离开原居住地期间，由现居住地承担预防接种工作的接种单位负责对其实施接种。

预防接种证的格式由国务院卫生健康主管部门规定。

第四十八条　儿童入托、入学时，托幼机构、学校应当查验预防接种证，发现未按照规定接种免疫规划疫苗的，应当向儿童居住地或者托幼机构、学校所在地承担预防接种工作的接种单位报告，并配合接种单位督促其监护人按照规定补种。疾病预防控制机构应当为托幼机构、学校查验预防接种证等提供技术指导。

儿童入托、入学预防接种证查验办法由国务院卫生健康主管部门会同国务院教育行政部门制定。

第四十九条　接种单位接种免疫规划疫苗不得收取任何费用。

接种单位接种非免疫规划疫苗，除收取疫苗费用外，还可以收取接种服务费。接种服务费的收费标准由省、自治区、直辖市人民政府价格主管部门会同财政部门制定。

21 妊娠期妇女怎样合理用药

药物对妊娠的危险性分级

美国FDA根据药物对胎儿的危害将药物分为5级。

■ A级　指在设对照的、妊娠3个月的妇女的研究中未见到对胎儿危害的迹象（并且也没有对其后6个月的危害性的证据），可能对胎儿的影响甚微。如维生素C、维生素D、维生素E等，此类药物在正常剂量下属安全药物。但剂量过大也可产生危害，如孕妇长期大剂量服用维生素B_6可致新生儿畸形和维生素B_6依赖症；长期大剂量服用维生素C可致新生儿维生素C依赖症，也称先天性坏血病。

■ B级　指在动物繁殖性研究中（并未进行孕妇的对照研究），未见到对胎儿的影响；或在动物繁殖性研究中表现有副作用，但这些副作用并未在设对照的、妊娠3个月的妇女的研究中得到证实（也没有对其后6个月的危害性的证据）。如阿莫西林、氨苄西林、头孢类抗生素、红霉素、阿奇霉素、甲硝唑、克霉唑、阿昔洛韦、胰岛素、对乙酰氨基酚（感冒药中常含有的成分）、布洛芬等，此类药物对胎儿较为安全，但也存在剂量与疗程问题，应谨慎使用。如布洛芬在妊娠晚期、临近分娩时的用药副作用较大，需非常谨慎。

- C级　指在动物研究中证明药物对胎儿有危害性（致畸或胚胎死亡），但并未在对照组的妇女进行研究，或没有进行妇女和动物的并行研究。本类药物只有在权衡了对孕妇的好处大于对胎儿的危害后，方可使用。如阿司匹林、氢化可的松、庆大霉素、硝苯地平、茶碱、制霉菌素、氧氟沙星、诺氟沙星等。该类药物通常情况下应避免使用，如应用，必须慎重考虑用量和疗程的影响。

- D级　指有明确的证据显示药物对人类胎儿有危害性。尽管如此，但孕妇用药后有绝对的好处（例如孕妇受到死亡的威胁或患有严重的疾病，因此需用它，如应用其他药物虽然安全但无效）。如去甲肾上腺素、白消安、阿米替林、地西泮、硝普钠等。此类药物是妊娠禁忌，肯定对胎儿有害，只有在万不得已时经慎重考虑征得患者或其家属同意后使用。

- X级　指对动物或人的药物研究或人类用药的经验表明，药物对胎儿有危害。而且孕妇应用该类药物无益，因此禁用于妊娠或可能怀孕的患者。如利巴韦林、艾司唑仑、氟伐他汀、洛伐他汀、紫杉醇等。

　　危害等级的标准是美国FDA颁布的。大部分药物的危害性级别由制药厂按照上述标准拟定，少数由专家拟定。某些药物标有两个不同的危害性级别，如布洛芬（B/D），是由于其危害性可因用药持续时间不同所致。

妊娠期妇女用药原则

避免联合用药　尽量选择有效的单药治疗。

避免使用新药　尽量选择疗效肯定的老药。

避免大剂量给药　必须按安全剂量服用。

必要时措施　终止妊娠。

妊娠期妇女用药注意事项

■ 注意保胎，防止流产或早产发生　孕期不能应用以下药物：具有收缩平滑肌的药物，如麦角类子宫收缩剂、垂体后叶素、催产素等；剧烈的泻药也可引起子宫和盆腔充血，导致子宫收缩，如硫酸镁、番泻叶等；利尿药，如呋塞米、氨苯蝶啶等；毒性大、药性猛烈的中药，如巴豆、大戟、斑蝥、商陆、麝香、三棱、水蛭等以及具有活血化瘀、行气破滞和辛热利滑作用的中草药，如大黄、附子、桃仁、红花等。

■ 注意防止胎儿畸形　禁用具有致畸作用的药物，如抗叶酸类抗肿瘤药甲氨蝶呤，可致胎儿颅骨和面部畸形、腭裂等；氮芥类抗肿瘤药物可引起泌尿生殖系统异常，指趾畸形；此外，镇静安眠药（氯丙嗪、奋乃静、苯巴比妥等）、抗癫痫药（苯妥英钠、扑米酮等）、抗凝血药（华法林）、激素类药（己烯雌酚、睾酮、孕酮、可的松等）、抗疟药（氯喹、乙胺嘧啶等）等均能引起胎儿畸形。

注意孕妇本身损害　孕妇的代谢系统较怀孕之前会发生一定改变，影响药物代谢，如妊娠晚期使用四环素，可导致孕妇严重的肝脏损害；临产前使用抗疟药、磺胺药、硝基呋喃类、氨基比林、大剂量维生素K等，易引起缺乏6-磷酸葡萄糖脱氢酶者溶血。

注意胎儿的毒副反应　药物除对胎儿有致畸作用外，还可对胎儿产生毒副作用。如妊娠妇女服用镇静、催眠、麻醉、镇痛、抗组胺药或其他抑制中枢神经的药物，可抑制胎儿的神经活动，影响大脑发育。妊娠后期孕妇使用双香豆素类抗凝剂、大剂量苯巴比妥或长期服用阿司匹林，可致胎儿严重出血，甚至死胎。临产前使用吗啡，可引起胎儿呼吸中枢麻痹，导致新生儿窒息。此外，孕妇使用磺胺类药物可导致新生儿黄疸；氨基糖苷类抗生素可致胎儿永

温馨提示

怀孕期间感冒，如果是风寒性感冒，可喝姜片红糖水代替感冒药。

久性耳聋及肾脏损害；噻嗪类利尿剂可引起死胎、胎儿电解质紊乱、血小板减少症；氯喹可引起胎儿视神经损害、智力障碍和惊厥；抗甲状腺药物如丙硫氧嘧啶、甲巯咪唑、碘剂可影响胎儿甲状腺功能，导致死胎、先天性甲状腺功能低下或胎儿甲状腺肿大；妊娠5个月后使用四环素可致婴儿牙齿黄染，牙釉质发育不全，影响骨骼生长；孕妇大量摄入维生素D可导致新生儿血钙过高、智力障碍、肾或肺小动脉狭窄及高血压；患高血压的孕妇服用利血平后，约有10%的新生儿出现昏睡、心动过缓、鼻黏膜充血和呼吸抑制等毒副作用。

22 哺乳期妇女用药注意事项

很多女性在妊娠期用药非常谨慎，可孩子生下来后，用药就不那么注意了。然而有些药物能在乳汁中排泄，对孩子造成伤害。因此，哺乳期妇女用药应遵循以下几点原则：①慎用药物。对可用可不用的药物尽量不用，使用药物疗程不宜过长，剂量不应过大，避免多种药物联合使用。②择时哺乳。在乳母用药前或血药浓度较低的时段喂养婴儿。尽量选择短效药物，以单剂疗法代替多剂疗法。③科学选药。一旦哺乳期的妇女必须用药时，应选择对母亲与婴儿危害最小的药物。例如，患泌尿道感染时，乳母可选用氨苄西林代替磺胺药。④必要时人工喂养。

哺乳期妇女用药须注意以下两点。

- 不适合哺乳期妇女服用的西药　主要包括：可引起婴儿中毒的药物，如异烟肼、卡那霉素、甲丙氨酯（眠而通）等；可使6-磷酸葡萄糖脱氢酶缺乏的婴儿发生溶血性贫血的磺胺类药物；可使婴儿动脉导管提前闭合、导致生命危险的药物，如吲哚美辛（消炎痛）；可使婴儿出现高铁血红蛋白血症、嗜睡和虚脱的药物，如苯妥英钠和苯巴比妥。除此之外，产后哺乳期禁止服用红霉素、四环素、庆大霉素、氯霉素、利巴韦林、甲硝唑、硫脲嘧啶、放射性碘等放射性同位素、氢氯噻嗪、地西泮等，以及禁止接种肺炎球菌多糖疫苗、流行性出血热疫苗。

▪ **不适合哺乳期妇女服用的中药**　主要包括：可造成回乳、减少乳汁分泌甚至引起无乳的药物，如炒麦芽、怀牛膝、生大黄、炙甘草、淡豆豉、神曲、蝉蜕、山楂、陈皮、柴胡、花椒、蒲公英、红花等；可引起婴儿过敏性皮炎的三七；可使婴儿产生乌头碱中毒导致严重心律失常的附子；以及其他影响婴儿身体健康的药物，如麻黄、薄荷、甘遂、商陆、川乌、雷公藤、泽漆、蝼蛄、桃仁、三棱、马钱子、水蛭、斑蝥、天南星、麝香、地龙、全蝎、蜈蚣、樟脑、蟾蜍等。

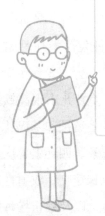

哺乳期妇女用药应遵循以下几点原则：

① 慎用药物
② 择时哺乳
③ 科学选药
④ 必要时人工喂养

23 如何合理使用外用药

使用外用药治疗痤疮有哪些注意事项

痤疮，俗称粉刺、青春痘，是毛囊皮脂腺单位的一种慢性炎症性皮肤病，主要好发于青少年，对青少年的心理和社交影响很大。轻型痤疮将随着年龄的增大不治而愈，重型痤疮则一定要在医生指导下合理用药。自行用药，或不遵医嘱、盲目加大药量，可能产生其他不良反应。

痤疮的治疗方法很多，但临床效果却因人而异，需做好打持久战的心理准备。若一种疗法使用一定时间后效果不佳，可根据医生指导更换另一种疗法。外用药应先做小面积试验，无不良反应后再扩大使用。联合用药时要注意药物的相互作用，以便发挥药物的最大效应，取得理想的效果。

治疗痤疮常见的外用药物为肾上腺皮质激素，如泼尼松、地塞米松等。使用时应注意不能过量使用，以避免出现医源性肾上腺皮质功能紊乱，使皮肤产生继发性损害，表现为多毛、易感染等。

? 激素类外用药不可乱用乱涂

一般来说，患者在内服激素类药物时会比较警惕，但对于外用激素类药膏所导致的伤害，却鲜有关注。

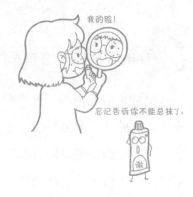

激素类药膏不能当化妆品用。

含有激素的外用药

常见剂型 糊剂、乳剂、油剂和软膏剂等。

用法用量 一般每天用1~2次即可达到治疗目的。

注意事项 涂药时，搽薄薄一层即可。皮损范围越大，选用药物的浓度应越低，较大范围的严重皮损应避免使用激素制剂。需长时间使用者，最好隔日用药，不仅能够降低不良反应的发生率，还可延缓对于药物的耐受性。

? 使用激素类外用药时要考虑以下几个问题

①严格掌握适应症和禁忌症，若其他药物无效或效果不佳，可考虑应用激素类外用药进行治疗，如脂溢性皮炎、遗传性过敏性皮炎等。但对于病程较长、皮损严重或病灶已出现

细菌感染者则最好不用或少用，如脓疱疮、毛囊炎、疖痈等。此外，真菌性感染、病毒性感染以及全身性细菌感染者，应在医生指导下谨慎使用激素类外用药。

②选择合适的药物和剂型，一般可先选用作用强的药物，如地塞米松、倍他米松和氟轻松（肤轻松）等，待病情控制后即改用作用较弱的药物，如氢化可的松等。这样不仅可以有效控制病情，而且还会减少药物不良反应。

③正确使用激素类外用药。腹股沟、腋窝、耳朵、眼睑以及头面部的皮肤较为敏感，选用的激素浓度应降低；有毛发的部位，特别是头部，应避免使用糊剂，否则不易清除。

特殊人群使用外用药有哪些注意事项

有时候会给小儿使用局部外用药，如滴眼、滴鼻、滴耳、敷伤口、涂擦于皮肤等，进行局部治疗。当给小儿使用外用药时，须注意避免患儿用手抹入眼中或吃入口内，并注意适应症、用法等问题，不能因为是外用药而粗心大意。

另外，女性经期禁止使用各种阴道栓剂、坐浴药，治疗妇科感染性疾病的局部外用药也应暂停使用，以免引起感染。

24 如何合理使用抗抑郁药

治疗抑郁症应遵医嘱系统科学服药

抑郁症又称抑郁障碍，以显著而持久的心境低落为主要临床特征。情绪的消沉可以从闷闷不乐到悲痛欲绝，自卑抑郁，甚至悲观厌世，有自杀企图或行为；部分病例有明显的焦虑和运动性激越；严重者可出现幻觉、妄想等精神病性症状。

抑郁症是大脑神经传导递质减少造成的，5-羟色胺再摄取抑制剂可以抑制突触的吸收，从而释放更多的神经传导递质，改善抑郁情绪。

  常见的抗抑郁药有哪些

抗抑郁药的分类，按作用机制分为以下七类：

1. 5-羟色胺（5-HT）再摄取抑制剂（SSRIs） 如氟西汀、帕罗西汀、舍曲林、氟伏沙明、西酞普兰、艾司西酞普兰等；

目前临床常用的几个SSRIs类抗抑郁药

氟西汀（百优解）、帕罗西汀（赛乐特）、舍曲林（左洛复）、氟伏沙明（兰释）、西酞普兰（喜普妙）以及艾司西酞普兰

2．选择性5-HT及NE再摄取抑制剂（SNPIs）　如文拉法辛、度洛西汀；

3．NE及DA再摄取抑制剂（NDRIs）　如安非他酮；

4．5-HT2A受体拮抗剂及5-HT再摄取抑制剂（SARIs）　如曲唑酮、奈法唑酮；

5．NE及特异性5-HT能抗抑郁药（NaSSA）　如米氮平；

6．可逆性单胺氧化酶抑制剂（RMAOI）　如吗氯贝胺等；

7．TCAs作为经典抗抑郁药，仍保留三环类这个名称。

如果患中度以上的抑郁症，需听从医嘱，系统科学服药。至于需要服用哪类药物，一定要经过临床医生的诊断来确定，切不可盲目服用药物，以免对身体造成伤害。

服用抗抑郁药有哪些常见误区

抑郁症的治疗有药物治疗、心理治疗等多种治疗方法。其中，药物治疗贯穿于抑郁症病程治疗的全过程，效果肯定。但许多抑郁症患者在服用抗抑郁药的过程中，没有注意到用药禁忌，以致病情反复，影响健康。

缺乏耐心　求愈心切

患者希望能早日痊愈的这种心情可以理解。但是，俗话说"病来如山倒，病去似抽丝"，疾病的发生和转归有它的自然规律，而且药物起效也需要时间。一般地说，目前常用的抗抑郁药服用后，最快的起效时间至少需两个星期，有些患者需三个星期甚至更长的时间。因此，治疗抑郁症要有耐心，当开始药物治疗后没有感到症状缓解时，患者不要气馁，应多跟医生沟通。

擅自减量　频繁换药

有些患者因担心服药后人会发胖，或者难以耐受药物不良反应而擅自将剂量减小，以致影响疾病的治疗效果。须知，抗抑郁药要想充分发挥作用，达到良好效果，药物剂量用足十分重要，而不良反应也会随着身体而调整。在短时期内频繁换医生、调换药物并非良策。

依从性差　擅自停药

有些抑郁症患者因为无法耐受频繁的不良反应，或是疗效不足而依从性差，无法坚持服药，也有些患者因为病情好转而忽视了抗抑郁药的维持治疗，未经咨询医生便擅自停止了用药，导致病情反复和病程的延长，甚至导致抑郁症病情的突然恶化。实际上，谨遵医嘱，坚持服药，足量足疗程治疗，病情复发率很低。

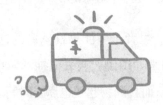